RECHERCHES

ET

OBSERVATIONS

SUR LES EAUX MINÉRALES DE NÉRIS,

EN BOURBONNOIS, DÉPARTEMENT DE L'ALLIER,

Par M. BOIROT DESSERVIERS,

Docteur-Médecin de la Faculté de Montpellier, Membre de la Société de médecine-pratique de la même ville, de la Société médicale d'émulation et de la Société académique des Sciences de Paris; Membre des Sociétés de médecine de Lyon, Bordeaux, Toulouse, Tours, Nismes, Agen, et de plusieurs autres Sociétés de médecine nationales et étrangères, Inspecteur de l'Établissement thermal de Néris.

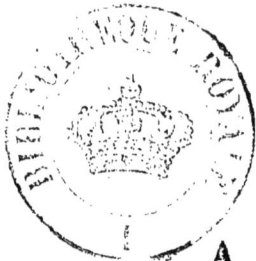

Quid pejus Nerone ?
Quid melius thermis Nerionanis ?

A PARIS,

Chez
{
C. BALLARD, Imprimeur du Roi, rue J. J. Rousseau, n°. 8.
DELAUNAY, Libraire, Palais-Royal, Galerie de bois.
}

1817.

A SON ALTESSE ROYALE

Monseigneur le Duc DE BERRY.

Monseigneur,

En me permettant de placer votre nom à la tête de cet Ouvrage, Votre Altesse ajoute une nouvelle faveur à celles déjà bien précieuses, dont elle m'a honoré à d'autres époques.

Vous daignez fixer des regards de bonté sur une province jadis habitée par les descendans de Saint Louis et de Henri IV, en accueillant avec bienveillance le tableau que j'ai l'honneur de vous présenter, des brillans succès dus à l'usage des eaux minérales de Néris.

C'est en consacrant mes veilles et mes travaux au bien de l'humanité, que je me suis rendu digne de votre auguste

protection ; puissent d'aussi nobles motifs me mériter encore à l'avenir les en-
couragemens de Votre Altesse Royale,
la déterminer à visiter un jour la bonne
nymphe de Néris, et à se déclarer son
premier appui ! ! !

J'ai l'honneur d'être ,

MONSEIGNEUR ,

DE VOTRE ALTESSE ROYALE

Le très - humble et
fidèle serviteur,

BOIROT DESSERVIERS,
Inspecteur des eaux minérales de Néris.

RECHERCHES

ET

OBSERVATIONS

SUR LES EAUX MINÉRALES DE NÉRIS.

PREMIÈRE PARTIE.

Histoire et Topographie de l'ancienne ville de Néris et de ses bains.

Néris , appelé en latin *Nerius* , *Nera* , *Neriomagum* , *Vicus Neriensis* , est un bourg assez considérable, situé à cinq kilomètres de Montluçon , à la tête du canal du Cher , sur la grande route de Moulins à Limoges , et immédiatement sur celle de Bourges à Clermont-Férand.

Néris fut , sous les Romains , une des plus grandes villes des Gaules ; elle occupait la terre

1

des Os , le champ des grandes et petites Chaumes , le clos des grandes Vignes , celui des Janottes , la vigne de la Burette , celle de Échaudis , le clos du Chier ou les Corades , le champ Cerclier et autres.

Un de ses faubourgs paraît avoir existé dans l'enclos de vigne que l'on nomme Villatte, *Villatella* , petite campagne diminutif de Villa : un autre dans le grand champ du Pechin ; un troisième dans les vignes du bas du bourg ; enfin son étendue était telle qu'un homme à pied ne pouvait , en quatre heures , en parcourir la circonférence ; des voies romaines y aboutissaient de toutes parts et semblaient en constituer un point central.

Vainement on voudrait nier son existence et son ancienne splendeur ; des débris en tous genres , semés sur la terre par le tems , et marqués de son empreinte ineffaçable, tels que des ouvrages variés de tuilerie , de briqueterie , des chapiteaux chargés de feuilles d'achantes , ou décorés de figures d'animaux, des pièces de toute espèce de marbre , surtout ceux de Paros et de Carrare , des vases de *terra campana,* des restes d'aqueducs et d'amphithéâtres, des médailles , des statues de marbre et de bronze , des vases étrusques , des pierres volcaniques, sont des preuves irrévocables de l'existence de cette belle et grande cité et des beaux monumens qu'elle renfermait.

Les fouilles du chemin qui va des bains au camp et à l'amphithéâtre, ont offert trois pavés les uns sur les autres ; les pierres en étaient également très-lisses et très-usées. Le premier pavé était à un mètre de profondeur, le second à deux et le dernier à trois. Dans les lieux les plus élevés de l'ancien Néris, aux parties latérales de l'amphithéâtre, on est forcé, avant d'arriver au point qui indique l'ancien sol, d'enlever une masse de terre de 2 mètres, dont les décombres ne font que la plus petite partie.

Le principal aqueduc n'a été rencontré qu'à trois mètres de profondeur ; les pierres qui le recouvraient étaient usées par le tems et la marche ; tout ceci prouve évidemment l'ancienneté de la ville.

Au premier abord , il paraît bien singulier que l'époque de son existence et de son anéantissement soit inconnue ; mais quand on se reporte au degré d'abrutissement où l'on fut réduit à la décadence de l'empire romain , on est peu étonné du silence de l'histoire : ne suffit-il pas, pour être convaincu, que les restes des monumens qui attestent la grandeur et la beauté d'une ville, subsistent ?

Néris fut donc habité long-tems par les Romains ou par les Gaulois devenus Romains : le point de centralisation qu'il occupe géographiquement, sa position, aussi agréable que son air est salubre, et les propriétés de ses sources minérales étaient bien faites pour fixer le choix d'un peuple toujours attentif à s'établir là où de belles eaux servaient aux usages de luxe ou à l'entretien de la santé.

D'après *Dubos* (1), Néris dut éprouver à deux reprises la brutalité et la fureur des barbares. *Antonin le Pieux*, *Galien* et *Constantin* paraissent de tous les empereurs ceux qui ont le mieux mérité de ses habitans, du moins s'il est permis d'en juger par l'abondance de leurs médailles qui ont été trouvées.

Ferrault (2) assure que Néris était anciennement une très-grande ville qui fut autrefois ruinée et saccagée. Il paraît certain qu'il a été une première fois détruit lors de sa magni-

(1) *Dubos*, Histoire critique de l'Etablissement de la Monarchie française, in-4°. *Paris*, 1742, tom. II.

(2) *Jean Ferrault d'Agnet*, Topographie du duché du Bourbonnais, in-4°.; manuscrit de la Bibliothèque royale.

ficence, mais qu'ensuite il fut relevé de ses ruines en tout ou en partie : j'ajouterai aux preuves déjà citées que Néris subsistait sous *Pépin*, non sans doute dans sa première splendeur, mais au moins comme un lieu marquant, puisque c'est de son palais dans cette ville qu'il date une charte rapportée par *Besly* et autres (1).

Le *Vicani Neriomagienses* de l'inscription que nous citerons plus bas, n'établit pas que Néris fut un village, comme paraît le croire M. *de Caylus*, mais que Néris était un des chefs-lieux d'arrondissemens que les Romains, et notamment Tacite (2), désignent par le mot de *vicus*, quand ils parlent du territoire des peuples de la Gaule ou de la Germanie.

Néron, le plus affreux des tyrans auxquels Rome ait donné naissance, avait, au rapport de Suétone, beaucoup de goût pour les embellissemens, et se plaisait à fonder des monumens chez les peuples soumis à sa puissance; tout prouve que la ville de Néris lui doit son origine (3). André Duchesne pré-

_____

(1) *Besly*, Histoire des Comtes du Poitou, etc.

(2) *Tacite*, *Germania*.

(3) *André Duchesne*, Antiquités de toute la France, in-8°. *Paris*, 1637.

tend qu'elle fut bâtie par Néron ou sous son règne ; une tour, ayant vingt-quatre mètres d'élévation, entourée d'un large fossé, portait encore son nom en 1728, époque où elle s'écroula.

On lisait sur une des couvertures du grand aqueduc : *Ne*, finale d'un mot, ensuite *Nerio* ; ce qui a porté à croire que l'inscription était : *A Nerone Nèrio*.

Les lieux les plus remarquables de l'ancien Néris étaient les casernes, l'amphithéâtre, les palais qui en formaient les deux ailes, celui du gouverneur, qui devint ensuite celui de Pépin, plusieurs temples qui en étaient voisins ; enfin, les hôtels qui entouraient les bains.

Tous ces vastes monumens, construits et décorés à grands frais, détruits par la hache et le feu des barbares, ne sont plus que des squelettes méconnaissables par la dispersion de leurs débris. Il ne nous reste aujourd'hui que les fondemens de l'amphithéâtre, assez bien conservés pour en donner une idée. Il avait la forme d'un arc, dont la circonférence était de cent soixante-huit mètres en dehors ; le devant, représentait la corde de l'arc, et avait soixante-huit mètres de longueur; au milieu était une porte; le demi-cercle en offrait quatre autres au sud, au sud-est, au nord et au nord-est; c'était les vomitoria. Les portes correspondantes avaient la même largeur; les unes sept, les autres treize mètres sur toute l'épaisseur de l'amphithéâtre, qui, y compris les gradins, était d'environ quatorze. L'arène représentait un espace vide de cinquante-quatre mètres dans sa plus grande largeur, sur soixante-huit dans sa plus grande longueur. Il existait dans le demi-cercle dix tours carrées, à égale distance les unes des autres. On a prétendu qu'elles avaient une ouverture dans l'arène, et servaient à contenir le sable dont on couvrait le lieu du combat. Je ne saurais expliquer leur usage; mais, d'après les dernières fouilles que j'ai faites, je me suis convaincu qu'elles n'avaient pas la moindre communication avec l'arène. Les murs de ces tours sont construits en pierres carrées, d'environ seize centimètres sur chaque face, partie en une espèce de briques ou de carreaux, le tout par assises, et à la distance d'environ soixante-cinq centimètres; l'assise en pierre de terre cuite n'a pas au delà de neuf à dix centimètres d'épaisseur. Le père *Paoolo*, dans sa Lettre sur l'architecture des Anciens, imprimée à la suite de l'Histoire de l'Art de *Winkellman*, fait mention de briques de même nature, dont les Romains se servaient comme de liaison de distance en distance, et qui faisaient un très-bel effet.

On a trouvé dans les fouilles de l'amphithéâtre un grand nombre de morceaux de colonnes unies et rondes, des bases de chapiteaux, ce qui suppose une galerie; une grande quantité de morceaux de marbre. J'ai vu dans celles que j'ai faites dans l'arène, et à la couche la plus proche de l'ancien sol, des ossemens humains et de différens animaux, beaucoup de bois de cerfs, d'élans, des défenses de sangliers, des morceaux de verre, de poterie, des agraffes et des épingles à cheveux, en cuivre, etc.

De chaque partie latérale de l'amphithéâtre partaient deux fortes murailles, épaisses d'environ deux mètres, dont on n'a pu connaître l'utilité. On y trouva dans les tems un sabre dont la lame à deux tranchans avait deux décimètres de longueur; sa poignée était à la romaine. On y rencontra aussi une masse de plomb de quatre-vingts kilogrammes, et une lampe à trois pieds, de fer battu.

Il existait à gauche, à deux cents mètres de l'amphithéâtre, un édifice singulier ; il était composé d'une multitude de chambres ou de cases parallèles, dont les extrémités répondaient au midi et au nord ; elles étaient séparées par une rue de trois à quatre mètres de large ; quelques-uns de ces appartemens étaient décorés de peintures à la fresque ; c'est dans ce lieu qu'on a cru reconnaître un hôpital ou une caserne. On découvrit entre ces cases un four à pain construit comme les nôtres, ainsi que des puits affectant tous la forme ronde et revêtus de grosses pierres. En décombrant l'un de ces puits, on trouva beaucoup de tuiles à rebords, des briques, des carreaux de différentes époques, des cornes de boucs, de cerfs, une paterre de fer battu, les restes d'un couteau propre aux sacrifices, différens morceaux de verre, des vases de terre de diverses sortes, des débris de vases étrusques et de *terra campana*, des clous et clefs antiques, des garnitures de meubles en bronze doré, des lampes domestiques et sépulcrales, des amphores, quelques pierres gravées que j'ai vues dans le cabinet du docteur *Baraillon*, et dans celui du curé *Renaud* (1)

Les statues en bronze et en marbre, trouvées en différens lieux, les inscriptions tracées ci-dessous, annoncent l'existence de plusieurs temples. La Diane en bronze, décombrée au centre de Néris, il y a soixante-dix ans, à travers des débris de colonnes et de tables de marbre, avait sans doute le sien ; il faut en dire autant de la Flore ou de l'Abondance, trouvées dans

_____

(1) Le curé Renaud s'était occupé pendant quarante ans à faire des recherches sur les antiquités de Néris, et il était parvenu à former un très-beau cabinet ; mais pendant les dernières années de sa vie, il le distribua à divers antiquaires ou amateurs, de manière qu'il n'en existe plus de trace. Ce bon et respectable pasteur était doué de beaucoup d'esprit, et avait un génie observateur. Il accueillait avec bonté et aménité tous les étrangers, et se faisait un plaisir de leur donner ou communiquer le fruit de ses travaux ; il portait dans l'exercice de ses fonctions un esprit de tolérance, de charité et de générosité, hélas ! bien rare aujourd'hui parmi ses confrères ; il était le père et l'ami de ses ouailles ; le malheur trouva toujours près de lui un asile assuré ; enfin il porta si loin le désintéressement et le besoin d'être utile aux indigens, qu'il est, pour ainsi dire, mort sans avoir de quoi suffire aux frais de son inhumation.

la dépendance du palais du gouverneur. Les petites statues de bronze dont parle M. *de Caylus*, faisaient sans doute partie des divinités qu'on y adorait ou dont on révérait l'image.

L'un de ces temples paraissait consacré aux chefs du gouvernement et à leurs épouses ; c'est ce que nous apprend une inscription trouvée en 1776, et gravée sur une pierre dans l'ordre suivant :

NUMINIBUS

AUGUSTORUM

ET JUNONIBUS.

VICANI

NERICOMAGIENSES.

La même inscription se lisait sur une autre pierre, mais en abrégé, et de la manière suivante : NBS : AGM ; JBS : VNI : NGS.

Le curé Renaud, dans un Mémoire, assure que les restes du temple auquel elles appartenaient furent découverts en 1784, en nettoyant les fossés de la grande route qui va à Montaigut ; il dit avoir vu les assises des colonnes : ce temple était vis-à-vis le village du Pechin.

Le mot *Nenerio* ayant été trouvé sur quelques pierres, on a cru qu'il devait être le nom du dieu tutélaire de Néris ; d'ailleurs chaque eau minérale avait sa divinité particulière, ainsi qu'il résulte d'un passage de *Pline : Augent numerum deorum aquæ nominibus variis.*

Au sortir de l'amphithéâtre et de la ville, on descendait, pour aller au palais du gouverneur, soit au temple de Pallas, soit au camp ; il ne reste aucun vestige du palais qui était construit dans un terrain appelé champ de *Kars*, par corruption de *Mars*. Tout prêt de là était le champ de *Lapalle*, où avait existé un temple ou une forteresse dédiée à *Pallas*.

On peut encore distinguer le camp, il est au couchant de Néris , entouré d'un vallon autrefois entrecoupé d'écluses qui entretenaient des moulins, ainsi que l'on peut s'en convaincre facilement ; à ces écluses aboutissaient les eaux de divers aqueducs et les eaux thermales. Le camp a une forme triangulaire ; sa circonférence en dedans est de cinq cent quarante-six mètres ; la partie de l'est et de l'ouest était défendue par un ravin profond ; le surplus, d'environ deux cents mètres de long, l'était par une levée de terre palissadée et flanquée de tours ; cette levée a encore en dehors près de vingt-huit mètres d'é-

lévation, et de vingt en dedans. On a cru re-
marquer entre ces tours diverses portes, l'une
qui répondait au palais du gouverneur, ou la
Prétorienne; l'autre correspondait avec la forteresse et l'amphithéâtre, elle était appelée la
Questorienne; enfin la troisième, à l'ouest,
se nommait *Decumane* (1).

Pline, en parlant des eaux minérales, a dit
vrai lorsqu'il assure qu'elles bâtissaient des
villes : *Urbesque condunt.*

Aussi les eaux thermales de Néris et son

---

(1) Si l'on veut de plus grands détails, on les trou-
vera dans l'ouvrage de M. le docteur Baraillon; c'est
M. le curé Renaud qui lui a fourni tous ses matériaux.
Cet ouvrage renferme, dit-on, des erreurs et des fables;
je n'ai pas l'intention de le refuter. Les savans et les antiquaires doivent lui savoir un gré infini de ses recherches; il est le premier, parmi les modernes, qui
ait ouvert la route de l'histoire dans un pays dédaigné et
même inconnu; il a donné l'éveil et fixé l'attention
sur les monumens du Cher, de la Creuse et de l'Allier.
M. Baraillon était plein d'érudition et de savoir; ses
écrits furent accueillis avec distinction par la Société
royale des Sciences, dont il était membre. Tous les
auteurs qui ont parlé depuis, du Bourbonnais, ont extrait leurs notes de son ouvrage; et, malgré ce que
m'avait appris le curé Renaud, et ce que j'ai vu sur place
pendant six ans, il m'a été d'un grand secours et m'a
servi de guide.

point de centralisation sont-ils, à mon avis,
les motifs qui déterminèrent les Romains à s'y
fixer et à y bâtir une ville. La manière ingé-
nieuse avec laquelle ils avaient mis à contri-
bution les eaux de *Marcoin*, de *Durdat*, *Villebret*
et *Ronnay*, prouve facilement que cette ville
était très-considérable; chaque source avait
son aqueduc qui correspondait au grand, et
était dirigé soit à la partie de Néris bordant
les thermales, soit à l'amphithéâtre ou aux
palais précités.

Je ne ferai point ici la description de ces
aqueducs; ces sortes d'ouvrages sont trop con-
nus en France pour me permettre une plus
longue dissertation.

Au milieu de ces vastes ruines, témoins ir-
récusables de la barbarie des hommes, les
eaux minérales de Néris n'ont pas changé de
place, et le tems semble les avoir respectées
pour dédommager ses habitans des malheurs
qu'éprouvèrent leurs bons aïeux (1).

Les eaux thermales étaient dans l'enceinte
de la ville; il serait difficile aujourd'hui de

(1) Les habitans de Néris, voisins du bassin thermal,
n'ont d'autre ressource pour exister, que de loger et nourrir
les étrangers qui y viennent pour faire usage des eaux.

prononcer sur les édifices qui servaient à leurs usages, sur la distribution et sur les décora-tions des salles de bains. Des fouilles faites à *Bourbon-Lancy* en 1580, en 1602, en 1608 et 1609, et depuis peu à *Bourbon-l'Archam-baud*, prouvent le luxe des Romains dans ce genre. On peut facilement concevoir la magnificence des salles de Néris, dont la ville l'emportait de tant de manières sur celle de *Bourbon* : la découverte dans les tems de quelques colonnes de marbre en avait déjà donné l'idée ; mais depuis on n'a rien trouvé de satisfaisant à cet égard ; la proximité du grand aqueduc pour mettre sur-le-champ les ther-males à la température désirée, les nombreux fondemens qu'on y a rencontrés font soup-çonner que les édifices publics étaient au nord du bassin. *Auberry* nous apprend qu'en 1604 le bain public de Néris était, ainsi que celui de *Bourbon - Lancy*, traversé de plusieurs mu-railles de pierres de taille incrustées de marbre pardessus, et de chaque côté relevées de mar-ches couvertes aussi de marbre, et que ces murailles, à fleur du pavé, étaient ouvertes pour se communiquer les eaux chaudes.

Tous ces restes de monumens indiquent bien visiblement que les Romains en étaient

les auteurs : aussi industrieux dans leurs en-
treprises que magnifiques dans l'exécution de
leurs travaux, ils y joignaient encore une so-
lidité à toute épreuve ; c'est à cette dernière
qualité que nous leur sommes redevables de
ces précieux restes de l'antiquité. On peut encore moins en douter si l'on considère surtout
le grand usage qu'ils faisaient des bains, et
combien il y en avait chez eux de publics,
dont la beauté et la commodité répondaient à
leurs autres ouvrages : la plupart des parti-
culiers aisés de Rome avaient des appartemens
destinés à cet effet.

Je ne parlerai pas ici de la cause de la chaleur des eaux minérales ; plusieurs savans dis-
tingués ont écrit de très-gros volumes sur cette
matière ; ils n'ont rien appris de satisfaisant et
de positif.

J'avais d'abord eu le projet d'ajouter à cette
esquisse historique l'histoire naturelle générale
des environs de Néris ; mais ayant appris que
M. *Dufour*, de Moulins, peintre aussi habile
qu'instruit, et M. *Lacoste*, professeur d'histoire
naturelle, à Clermont, avaient le projet de faire
imprimer très-prochainement des ouvrages *ex
professo* sur ce sujet, je n'ai pas hésité à leur
sacrifier mes notes et mes recherches.

DEUXIÈME PARTIE.

*Situation actuelle, Propriétés physiques
et chimiques des eaux minérales de
Néris.*

CHAPITRE PREMIER.

SITUATION.

Les eaux minérales de Néris, telles qu'elles
sont aujourd'hui, sourdent avec force et abondance dans un vaste bassin de forme ovale, de
deux cent vingt-six mètres de circonférence,
divisé en trois portions, gravé par M. de Caylus dans la planche 40, tome IV de ses Antiquités gauloises et romaines, et renfermant
quatre sources ou puits, auxquels on a donné
différens noms ; le premier, qui est oval., a
huit pieds dans son grand diamètre, six dans
son petit, et quatre et demi de haut : il est situé
à l'extrémité nord du bassin , et est appelé
puits de la Croix. C'est l'eau de ce puits que

2

l'on emploie en boisson. Le second, situé presque au milieu de la grande division, se nomme
puits de César; sa forme est hexagonale, son
diamètre est de huit pieds, sa profondeur de
six. Le troisième, nommé puits carré ou tem-
péré, est sur la droite de la descente qui mène
au puits de César; il a quatre pieds deux
pouces en tout sens, et quatre pieds huit pouces de profondeur. Outre ces trois sources il
en existe une quatrième qui a paru le 10 novembre 1755, à onze heures du matin, lors
du désastre de Lisbonne; à la suite d'une explosion souterraine, jaillit aussitôt de cette
quatrième source une colonne d'eau qui parvint à trois ou quatre mètres de hauteur, et se
soutint quelques secondes; le volume d'eau
dans le bassin général fut prodigieusement
augmenté, et celle-ci devint tout-à-coup laiteuse; elle détruisit les fondemens du puits
de César, au pied duquel elle sourde, se
creusa alors un bassin plus vaste et plus profond. On chercha, dans les tems, à l'enclore
comme les trois autres; mais l'extrême chaleur, la grande mobilité du sable à cet endroit
ont formé un obstacle invincible à cette en-
treprise. M. le curé Renaud, qui fut témoin
de cet événement, prétend qu'il y eut une

semblable éruption en 1749, et qu'à dater
de 1755, les eaux ont perdu plusieurs degrés
de leur chaleur. Le 7 fructidor an 12, à huit
heures du matin, il parut une explosion assez
considérable ; mais elle ne dura que quatre à
cinq minutes.

Le fond de la plus grande division du bassin
est tapissé très-abondamment d'un limon ver-
dâtre, spongieux et gélatineux, dont l'utilité
médicale est très-reconnue. Ce limon est un
cryptogame de Linné, appelé *ulva thermalis*,
représenté par Wandelly dans son *Traité de
Thermis Pataviis*.

Après cette courte description topographique
des eaux minérales de Néris, nous traiterons
de leurs propriétés physiques, de leur analyse chimique, de la manière de les administrer, de la durée des saisons, de l'hygiène,
de leurs propriétés médicales, des différentes maladies chroniques dans lesquelles
elles réussissent le plus souvent, de celles
auxquelles elles ne conviennent pas ; enfin
nous rapporterons des faits de pratique qui
constatent leur efficacité.

CHAPITRE II.

PROPRIÉTÉS PHYSIQUES.

Les eaux minérales de Néris sont très-lim-
pides, onctueuses et sans odeur : renfermées
dans une bouteille, elles déposent à la longue
une substance verte, semblable au limon qui
tapisse le fond du bassin, et répandent alors
une odeur légèrement animale. Leur saveur
est celle de l'eau tiède, mais sans aucun goût
désagréable.

Température.

La température, estimée au thermomètre de
Réaumur, est de 42 degrés à la source nouvelle, de 40 au *Puits de César*, 39 *au Puits de
la Croix*, 16 au *Puits-Carré*. Les divers auteurs,
qui ont porté leur température à 64 degrés,
ne l'ont probablement jamais appréciée sur les
lieux.

Leur pesanteur diffère à peine de l'eau dis-
tillée.

CHAPITRE III.

ANALYSE CHIMIQUE.

Le docteur Mossier, de Clermont, et M. Vauquelin ont analysé dans les tems, et séparément, le résidu de l'évaporation des eaux minérales de Néris; leur opération n'ayant pas été faite sur les lieux, elle a dû nécessairement être imparfaite; aussi ont-ils obtenu un résultat différent. En 1813, une nouvelle analyse fut faite à Néris par un chimiste, qui me la communiqua; je la consignai dans ma Notice sur les eaux minérales de Néris.

Le docteur Lens a cru, avec raison, devoir la critiquer, en annonçant ma Notice dans le N°. 164 de la *Bibliothèque médicale*. M. Cadet Gassicourt m'avait fait apprécier depuis longtems l'imperfection qui régnait dans cette dernière analyse.

J'ai donc été pénétré de faire moi-même, avec le plus grand soin, un nouvel examen chimique de ces eaux. Je me suis convaincu qu'elles avaient pour principes minéralisateurs volatils les gaz acide carbonique, azotique,

oxigène et hydrogène sulfuré, dans les pro=
portions suivantes, par deux litres d'eau :

Gaz acide carbonique. . . . . 20 grains,
Gaz azotique. , , , ... 6
Gaz oxigène. 14
Gaz hydrogène sulfuré, incal-
culable. . , , . . , . . . ,

                        40 grains.

Cent parties de résidu des principes minéralisateurs fixes ont fourni :

Carbonate de soude. , . . . , 23 grains,
Sulfate de soude. . . . , . . 17
Muriate de soude. . , . . . , 12
Carbonate de chaux. . . , , 1
Silice. , . . . , . . , . . , 7
Eau. . . . . , . . . 8
Matière animale et perte. , . 32

           Total. . . , . . 100 grains.

D'après ces principes, elles sont placées dans
la classe mixte d'alkalino-salines. Sans doute
ces données ne sont pas parfaites; elles sont
peu analogues avec celles qui ont été consi-
gnées dans divers ouvrages; mais elles ré-
sultent d'une observation franche et répétée.

L'analyse chimique, quelque parfaite qu'on la suppose, ne suffit pas pour expliquer toutes les propriétés médicales et salutaires des eaux minérales. N'oublions pas ce que dit à ce sujet le docteur Bertrand, dans ses excellentes recherches sur les eaux minérales du Mont-d'Or : « Toutes ces eaux, transportées dans » nos laboratoires, ne sont-elles pas dans » une condition presque analogue à celle des » fluides extraits de l'économie animale, où » l'analyse découvre tout, hormis le principe » fugace de la vie? ».

CHAPITRE IV.

MANIÈRE DE LES ADMINISTRER.

Boisson.

Ordinairement on boit les eaux de Néris dans le bain, et j'ai l'expérience que cette méthode est la meilleure; elles passent très-bien, ne pèsent pas sur l'estomac, n'excitent pas l'envie de vomir malgré leur extrême chaleur, et ne causent point de douleur de tête : on boit deux verres le premier jour, et par gradation jusqu'à dix et douze verres, surtout dans cer-

taines maladies des voies urinaires et dans quelques vomissemens chroniques.

Manger.

Il n'est pas prudent de manger après avoir
bu les eaux, ni dans le bain : une méthode
opposée entraîne quelquefois avec elle de
graves inconvéniens.

Bain.

Il existe dans toutes les auberges des salles
de bains pour hommes et pour femmes. Ces
salles contiennent 8 à 9 baignoires construites
en ciment; quoique peu élégantes, elles sont
très-commodes; cependant, pour parer à l'inconvénient de se baigner plusieurs dans une
même salle, et pour rendre le service médical
plus régulier, plus agréable et plus utile aux
malades, le Gouvernement a enfin décidé qu'il
serait construit un bâtiment thermal, où les
bains et douches seraient administrés à l'instar
de l'établissement de Tivoli. En attendant, j'ai
cherché à apporter dans ceux qui existent toute
l'amélioration dont ils sont susceptibles.

On prend le bain depuis quatre heures du

matin jusqu'à neuf; on le donne à la température de 18 jusqu'à 36 et 40 degrés; cela dépend
de l'indication que présentent les diverses maladies ; cependant on observe que, pris
trop chaud, il en résulte des palpitations, des
étourdissemens, de l'altération, de l'anxiété
dans la poitrine et la difficulté de respirer.
Je l'ai vu quelquefois rappeler des attaques
de goutte ; aussi j'ai la précaution de visiter
tous les malades dans leurs bains, et d'indiquer
à chacun le degré de température qui leur
convient.

La durée du bain est ordinairement d'une
heure et demie ; cependant on peut la porter
à deux, et même trois heures, sans en être
incommodé. Les bains du soir réussissent rarement, et sont peu employés. Il est d'usage,
après le bain et la douche, de se remettre au lit
et d'y passer quelques heures ; beaucoup de
médecins désapprouvent cette méthode ; cependant je n'en ai jamais vu résulter aucun
inconvénient. Les bains composés de limon
sont d'un usage très-important à Néris ; surtout dans les engorgemens, les luxations,
les maladies articulaires, les paralysies, etc.
Comme ce sont des bains partiels, on les prend
le soir.

Douche descendante.

La douche , quand elle est indiquée , s'ad-
ministre ordinairement après le cinquième
bain ; c'est un puissant moyen de guérison
dans une foule de maladies chroniques. Le
malade qui reçoit la douche est assis sur un
tabouret dans son bain ; les douches sont per-
pendiculaires; leur hauteur est de trois mètres;
leur chaleur est ordinairement de 40 degrés ;
cependant on les tempère quand le cas l'exige :
leur durée est d'un quart-d'heure en commençant; on la porte progressivement jusqu'à 30
ou 40 minutes ; la douche ne doit jamais être
dirigée sur des parties susceptibles d'inflammation ; elle serait alors plus nuisible qu'utile.
Beaucoup de médécins font administrer la
douche avant le bain : cette méthode n'est pas la
meilleure. Il me semble que lorsque le corps a
été amolli et assoupli par une heure ou deux
de bains , il est plus susceptible de recevoir les
impressions de la douche , l'effet médical est
plus marqué et plus certain , du moins je l'ai
toujours observé. Cependant il faut convenir
que , dans quelques cas de névroses , il est utile
de commencer par la douche et de terminer par

le bain, qui en tempère l'effervescence et calme
l'irritation qu'elle aurait pu produire.

Douche ascendante.

La douche ascendante n'avait jamais été administrée avant moi à Néris ; j'ai singulièrement
eu lieu de m'applaudir de cette innovation , et
j'en ai retiré de grands avantages dans la leucorrhée, la chlorose, les engorgemens du col
de l'utérus , et dans quelques affections des
yeux et du rectum.

La température de cette douche doit être
très-modérée , dans la crainte de produire
de l'irritation ; on peut la prendre plusieurs
fois par jour , pendant une demi-heure.

Durée des saisons.

La durée des saisons est ordinairement de vingt
à vingt-cinq jours ; ce laps de tems , consacré
par l'usage , est presque toujours insuffisant ;
il faut se baigner pendant le tems nécessaire
pour la guérison, ou du moins pour éprouver un
soulagement marqué ; j'ai souvent vu des malades qui ne ressentaient un mieux sensible qu'à
la deuxième ou troisième saison ; quelquefois

nous devons des cures inespérées à l'excitation
lente et modérée des eaux minérales ; les
signes de la santé ne sont donc pas toujours évidens , et l'action du remède est
chronique comme la maladie ; cependant on
voit fréquemment ces eaux signaler leur action
par la guérison prompte et merveilleuse d'une
foule d'infirmités, telles que fausses ankiloses ,
rhumatismes chroniques et goutteux , tumeurs limphatiques , etc.

La saison des eaux de Néris s'ouvre le vingt
mai, et se termine à la fin d'octobre ; on
craignait autrefois de se baigner dans la cani-
cule ; mais heureusement ce mot , vieil enfant
du préjugé , n'a plus aujourd'hui d'influence
que sur le corps et l'esprit des ignorans ;
et c'est précisément l'époque où les eaux agis-
sent avec le plus d'efficacité.

HYGIÈNE.

Air.

Les précautions à prendre pendant l'usage
des eaux , relativement aux différentes qualités
de l'air et à ses diverses influences , sont plus
importantes qu'on ne le pense ; cet agent frappe
sans cesse des corps abreuvés d'humidité, et

influe beaucoup sur la transpiration, but essentiel que se propose le médecin, dans le plus grand nombre des maladies ; aussi les baigneurs doivent-ils éviter en général l'air chaud, froid et humide, surtout à la sortie du bain et de la douche, et se vêtir chaudement.

Alimens et boissons.

Les malades qui viennent aux eaux ne doivent pas se nourrir de la même manière que ceux qui jouissent d'une bonne santé ; en général on se livre trop aux délices de la bonne chère : et cette intempérance de la table ne s'accorde pas toujours avec l'usage des eaux, et empêche souvent leur action sur les malades atteints de névroses de l'estomac. On ne saurait trop éviter en outre l'abus des liqueurs fermentées, les crudités et les alimens trop épicés.

Mouvement.

Le mouvement est un des principes de la vie ; les malades devront donc faire beaucoup d'exercice à pied, à cheval, en voiture, mais cependant proportionné à la nature de la maladie.

Sommeil.

La durée du sommeil doit être déterminée d'après l'âge, le sexe et la constitution du malade ; les personnes faibles doivent dormir plus long-tems que celles qui sont fortes : le sommeil ne doit pas excéder huit à neuf heures. Cette modération augmente l'insensible transpiration, procure une meilleure digestion, et relève l'énergie des forces vitales ; il sera toujours utile de dormir une heure ou deux après la sortie du bain ou de la douche ; le sommeil, à l'issue du dîner, est presque toujours nuisible ; si l'on veut qu'il soit doux et paisible, il faut peu souper, et éviter les veilles trop prolongées.

Affections de l'ame.

Les affections tristes de l'ame causent souvent de funestes effets ; les personnes atteintes d'hypocondrie, de vapeurs, dont le système nerveux est très-facile à émouvoir, doivent bannir, pendant l'usage des eaux, toute idée triste et affligeante, faire beaucoup d'exercice, monter à cheval, se dissiper enfin par la lecture, les jeux de société, etc.

Les préceptes que je vins de tracer , et qui constituent l'hygiène , ne doivent être considérés que comme des règles générales, qui sont rarement bien observées ; c'est donc au malade qui est confiant et résigné , à se priver de tout ce qui peut lui être nuisible.

Purgation. *

Autrefois on avait la précaution de purger les malades avant et après l'usage des eaux : cette méthode perturbatrice est heureusement tombée en désuetude ; on ne doit purger que quand il y a une indication manifeste.

CHAPITRE V.

PROPRIÉTÉS MÉDICALES DES EAUX DE NÉRIS.

Non verbis , sed factis.

L'expérience apprend que ces eaux sont délayantes , appéritives , fondantes , onctueuses et calmantes ; elles stimulent, éveillent l'oscillation des solides , animent la circulation , poussent à la circonférence et remplissent une foule d'indications importantes dans le traitement des maladies chroniques ; elles favorisent l'action des *emménagogues*, des *antisyphyli-tiques*, *des sudorifiques*, .etc. etc. Administrées extérieurement et intérieurement, elles deviennent très-efficaces dans quelques phlegmasies chroniques, cutanées, des membranes muqueuses et séreuses, des tissus musculaires, fibreux et synovials, dans les vices de menstruation, dans quelques névroses des sens, de la locomotion, de la circulation, de la génération; dans quelques lésions organiques, et quelques affections accidentelles des membres, etc. etc.

Elles sont nuisibles dans les phlegmasies des membranes muqueuses et séreuses de la poitrine et du poumon, dans les hémorragies, les inflammations, les phlogoses et les hydropisies confirmées, dans les asthmes, dans les fièvres, les phthysies avancées, etc. etc.

TROISIÈME PARTIE.

Maladies chroniques, dans lesquelles les eaux de Néris sont le plus généralement employées.

On divise les maladies en aiguës et en chroniques ; souvent les mêmes organes sont le siége des unes et des autres ; souvent elles sont produites par les mêmes causes ; quelquefois elles se terminent par une résolution benigne et peu sensible, souvent par une crise plus ou moins salutaire ou dangereuse. Il arrive aussi qu'une maladie aiguë se change en chronique, et *vice versâ*. La marche de la première est vive et brusque, la réaction de l'organisme est en général accompagnée d'un degré d'énergie suffisant pour amener un résultat critique ; dans la seconde, au contraire, la marche est lente, la réaction est faible ou irrégulière,

et la crise très-lente. *Bordeu*, qui a si bien
éclairé l'histoire des maladies chroniques, es-
pérait qu'un jour on serait assez heureux pour
découvrir la marche de ces affections et leurs
divers degrés. Le professeur *Dumas*, qu'une
mort prématurée a enlevé aux sciences, avait,
pour ainsi dire, réalisé l'espoir de *Bordeu*.
Je crois que nulle part cette étude ne peut
être mieux faite que dans les divers établissemens thermaux de France.

CHAPITRE PREMIER.

PHLEGMASIES CHRONIQUES CUTANÉES.

Dartres.

Il est peu de maladies aussi rebelles, et qui
entraînent plus de désordre dans l'économie
animale que les dartres ; leur caractère mobile
et fugace, leur complication avec le scorbut,
le scrophule, la syphilis, etc., les diverses
nuances dans leurs effets, avaient rendu jusqu'à ces derniers tems leur étiologie et leur
thérapeutique extrêmement difficiles. Cependant quelle confusion d'écrits, et combien
de descriptions inexactes en ont donné les

anciens et les modernes ! Mais aujourd'hui les travaux immortels du docteur *Alibert* laissent peu de chose à désirer à cet égard.

Parmi les moyens proposés pour leur cura-tion , les eaux thermales y tiennent une place distinguée , et celles de Néris , dont la pro-priété est d'augmenter l'énergie vitale de la peau , l'action des emonctoires naturels et d'occasionner des crises par les sueurs et les urines , ne sauraient donc être trop recom-mandées.

Dartres pustuleuses.

1ʳᵉ. OBSERVATION. — M. D***, âgé de qua-rante-cinq ans, d'un tempéramment sanguin, avait été sujet à un flux hémorroïdal, qui avait disparu à la suite d'une transpiration ar-rêtée dans une partie de chasse ; quelque tems après il éprouva des malaises, des inquié-tudes, des palpitations , des suffocations qui furent suivis de boutons prurigineux fixés à la figure ; il s'échappait une humeur icho-reuse des pustules rapprochées ; l'odeur était nauséabonde ; la douleur vive ; il s'en dé-tachait de tems en tems des écailles ; toutes

3

les fonctions intérieures s'exécutaient avec
une régularité extrême.

M. D*** essaya inutilement quelques remèdes ; alarmé de sa position, il vint à Néris ; il y
prit les bains à trente dégrés de chaleur, l'eau
thermale en boisson à haute dose; le matin,
à jeun, une tasse de petit lait coupé avec le
suc de *fumaria officinalis;* dans l'intervalle des
repas, les pastilles soufrées ; je faisais couvrir la
dartre d'un linge fortement imprégné de cérat
soufré. Au cinquième jour la température des
bains fut portée à trente-cinq degrés ; je faisais
dissoudre dans chaque, quatre onces de sulfure
de potasse ; la douche, en arrosoir très-fin,
était dirigée sur la dartre ; la douche ascendante sur le perinée et le rectum; la douche
descendante, sur toute l'habitude du corps; au
dixième bain les sueurs commencèrent à se
manifester, la dartre à se déterger, les urines
devinrent troubles et glaireuses ; au vingt-cinquième bain, le flux hémorroïdal apparut ;
alors cessation subite des palpitations, la douleur de la dartre devint moins vive, et la des-
sication se fit par degrés. M. D*** partit
au bout d'un mois, dans un état de guérison
presque parfait ; mais l'impatience, si ordinaire
aux dartreux, de retourner chez lui, l'emporta

sur le désir que j'avais de lui faire subir un plus long traitement.

Dartre érythemoïde.

2ᵉ. OBSERVATION. — M. G***, âgé de trente-six ans, d'un tempérament bilioso-sanguin, était atteint, depuis quelques années, d'une dartre fixée sur le sternum, qui se manifestait par des élevures rouges et enflammées, produites par le gonflement du systême dermoïde ; elle excitait une démangeaison insupportable, se terminait lentement par une légère exfoliation ; le moindre excès la renouvelait. M. G*** s'adressa à un charlatan qui lui donna un onguent pour se frotter ; mais la dartre, loin d'être guérie, fut répercutée. Bientôt il éprouva des insomnies, de la constipation, des pesanteurs dans les jambes, quelques suffocations et un malaise général. M. G*** fit appeler un médecin qui découvrit la cause de sa maladie ; à l'aide de quelques moyens pharmaceutiques, il parvint à rappeler la dartre extérieuremeut, et l'envoya à Néris.

J'ordonnai les bains à trente degrés, la boisson thermale à la dose de six à sept verres ;

dans les intervalles des repas il prenait le soufre intérieurement et la décotion de *dulce-amarum* fortement aiguisée avec le sirop anti-scorbutique ; la douche était dirigée spécialement sur le sternum ; au quinzième bain, M.*** éprouva un mieux sensible, les sueurs devinrent très-copieuses, les urines sédimenteuses, et la terminaison se fit par une grande exfoliation d'écailles ; au bout de six semaines M.*** partit parfaitement rétabli.

Dartres syphilitiques.

3e. OBSERVATION.—M. D. . . . âgé de trente ans, officier, avait eu, à l'âge de vingt ans, une maladie vénérienne, et avait ébauché beaucoup de traitemens anti - syphilitiques ; l'occupation de l'armée de la Loire l'ayant ammené à Néris, il me consulta sur sa santé ; il était maigre, triste et atteint de dartres sur le scrotum et l'intérieur des cuisses, qui produisaient un prurit insupportable. M'étant assuré qu'il n'avait connu cette incommodité qu'à la suite de traitemens vénériens, je lui ordonnai des bains à vingt-huit degrés, dans lequels je mettais quatre onces de sulfure de potasse ; il prenait la boisson thermale dans le

bain, trois pilules de Beloste par jour, et
la décoction de saponaire édulcorée avec le
sirop de Cuisinier. Ce traitement, exactement
continué pendant trente-six jours, réussit à
merveille ; il y eut une exfoliation considérable d'écailles, la peau devint souple et
lisse, l'embonpoint et la gaîté reparurent,
M. D. . . . quitta Néris très-bien rétabli.

Variété de la dartre squameuse.

4ᵉ. OBSERVATION. — M. D. . . . âgé de vingt
ans, d'une constitution délicate, souffrait depuis
deux ans des démangeaisons insupportables sur
toute la surface du corps ; il se grattait et se
déchirait jusqu'au sang ; cependant, il ne
paraissait ni bouton, ni irruption dartreuse,
ni suintement : la peau était toujours sèche,
la transpiration nulle ; la douleur était cui-
sante et quelquefois lancinante ; elle suivait
les variations de l'atmosphère, et se terminait
par une exfoliation générale d'écailles. Quoique
cette maladie ne présente pas tous les signes
extérieurs des affections dartreuses, je n'ai pas
craint de la mettre dans la même classe ; j'ai
fait subir au malade le même traitement que
ci-dessus ; au dix-huitième jour, le prurit avait

déjà disparu , la peau était devenue souple et moite ; un mois suffit pour terminer la cure.

Gale.

Cette maladie a fait l'objet des recherches d'une foule d'écrivains , depuis *Hippocrate* jusqu'à ce jour ; *Gallien* la faisait consister dans une humeur mélancolique , *Silvius* dans un acide corrosif, *Vanthelmont* dans un ferment particulier ; un grand nombre de modernes dans l'acrimonie , la sérosité de la limphe , etc. etc. En 1702 , *Mouflet* , armé du flambeau de l'expérience , remonta à la vraie cause du prurit qu'éprouvent les galeux , et découvrit dans les pustules de la gale un insecte très-bien décrit dans son *Theatrum insectorum*. *Linné* étudia cet insecte et l'appela *acarus scabiei* ; les travaux de MM. *Bosc*, *Latreille* , *Duméril* , *Huzard* , qui ont parfaitement observé l'insecte de la gale , ne laissent plus de doute sur son étiologie , et prouvent évidemment que la démangeaison de la gale est due au *sarcopte*.

La thérapeutique de cette maladie a fourni une foule de recettes plus ou moins dangereuses , et qui sont tombées en désuétude.

Les observations des docteurs *Alibert*, *Percy*, *Dupuytren*, *Jadelot*, *Galés*, ont fixé d'une manière précise et rigoureuse la méthode à suivre dans le traitement de cette maladie; je l'ai toujours employée avec le plus grand succès à Néris. J'ai guéri plus de deux cents galeux par le bain, avec addition de sulfure de potasse, et sans autre traitement intérieur. Pendant le séjour de l'armée de la Loire dans nos parages, j'en fis l'essai sur une grande quantité de militaires, et tous guérirent parfaitement après avoir pris douze à quinze bains.

Depuis cette époque, je l'ai administrée à tous les galeux que j'ai eu occasion de soigner, et toujours avec avantage.

Parmi le grand nombre des victimes de l'eau de Mettemberg, de l'onguent citrin, de la pommade oxigénée, j'ai vu un homme atteint de palpitations que l'on considérait comme un anévrisme; un autre était en proie à des vomissemens chroniques considérés comme une affection au pylore; plusieurs autres étaient atrophiés, paralysés ou atteints de claudications. Tous ces divers malades ont éprouvé un grand soulagement ou ont été radicalement guéris après avoir fait usage des eaux minérales de Néris. Chez plusieurs la gale a reparu, et ceux-ci ont été rétablis beaucoup plutôt que les autres.

CHAPITRE II.

PHLEGMASIES CHRONIQUES DES MEMBRANES MUQUEUSES.

Ophtalmie.

5e. OBSERVATION. — M. G***, âgé de 58 ans, d'une constitution sanguine, était atteint depuis l'âge de 40 ans de flux hémorroïdal. Ce flux se supprima à 56 ans, à la suite d'une longue exposition à l'humidité. Cette suppression fut suivie d'ophtalmie sur l'œil gauche, qui, après avoir parcouru toutes les périodes des phleg-masies, dégénéra en affection chronique. La rougeur de l'œil devint moins considérable, la douleur moins vive, l'impression de la lumière à peine sensible. La conjonctive était rou-geâtre, et il se faisait, pendant la nuit, un écoulement considérable d'un mucus blanc, onctueux et visqueux, qui agglutinait les paupières et rendait nécessaires les lotions d'eau tiède tous les matins. Cet état dura deux ans, mais avec des intervalles plus ou moins régu-liers. L'application d'un vésicatoire, d'un séton à la nuque, n'eut pas de résultat satisfaisant.

Il vint à Néris en 1815, et après l'avoir fait évacuer, je lui fis prendre des bains tempérés pendant huit jours , et l'eau thermale coupée avec le petit-lait; je faisais laver l'œil malade cinq à six fois par jour avec l'eau du puits carré (cette source jouit d'une espèce de célébrité dans ce genre de maladie). Au neuvième jour la chaleur du bain fut augmentée, la douche descendante fut dirigée sur la colonne vertébrale , les lombes et les extrémités inférieures; l'œil était soumis à l'action d'une petite douche en arrosoir, la douche ascendante était appliquée sur le périnée et dans l'intestin rectum. Cette méthode eut le plus grand succès, le flux hémorroïdal parut, les douleur et rougeur de l'œil se dissipèrent comme par enchantement , et au bout d'un mois M. G*** partit bien guéri.

J'ai vu plusieurs exemples de ce genre produits par les dartres répercutées , et céder aux traitemens que je leur faisais subir à Néris.

Otite.

6ᵉ. OBSERVATION. — M. C***, âgé de quarante ans, voyageant la nuit dans une voiture

mal fermée, en hiver et par un très-mauvais
tems, fut atteint, au bout de quelques jours ,
d'une inflammation de l'oreille droite, accompagnée d'élancemens à la tête, de démangeaisons insupportables dans l'intérieur de l'o-
reille, qui était fort rouge, de douleurs et de
roideur dans le col, de gonflement dans les
glandes amigdales; on dirigea sur l'oreille
des fumigations émollientes; elles procurèrent
du soulagement et un écoulement très-abon-
dant d'une liqueur jaune et visqueuse ; cette
matière devint ensuite plus consistante. M. C***
passa un an sans en être beaucoup incommodé;
mais la maladie reparut ensuite avec plus d'intensité, elle suivait les variations atmosphériques; quand la saison était humide et froide ,
l'écoulemeut était moins abondant, la douleur
et la surdité étaient plus fortes, et tout le contraire arrivait quand le tems était chaud et
beau. Fatigué de cette incommodité, M. C***
vint à Néris; il fut purgé d'après l'indication ; il prit des bains à 30 degrés de chaleur ; la douche fut dirigée sur la tête , la
nuque , l'oreille et la colonne vertébrale. Au
bout de quinze jours la crise s'opéra par des
sueurs très-copieuses et une grande évacuation
d'urines sédimenteuses ; l'écoulement disparut

avec la douleur, et un mois suffit pour terminer la cure.

*Catarrhe vésical, accompagné de complications
graves.*

7ᵉ. OBSERVATION. — M. A***, âgé de cinquante-cinq ans, d'un tempérament bilieux,
était atteint d'humeur rhumatique qui affec-
tait surtout l'estomac et la vessie. Fixée à l'estomac, elle produisait des vomissemens et la
colique ; à la vessie, des douleurs de reins,
une tension dans lés lombes et les hypocondres, la constipation, et très-souvent la
rétention d'urine. L'accès durait ordinairement huit à dix jours ; il se terminait à l'estomac par de nombreuses évacuations de bile
et de glaires ; à la vessie, par une grande
abondance de glaires visqueuses teintes en
jaune, très-souvent sanguinolentes et pu-
rulentes. Des remèdes appropriés éloignèrent
les accès et soulagèrent beaucoup ; mais en
1814, M. A*** ayant éprouvé des chagrins
très-violens, il en résulta une fièvre lente,
l'assoupissement ; le teint devint jaune et l'appétit presque nul ; la maladie affecta plus gra-
vement la vessie. M. A***, ayant eu occa-

sion d'être témoin des bons effets des eaux dans
ce genre de maladie, arriva à Néris, au mois
de septembre 1814. Il y prit d'abord les bains
très-tempérés, but l'eau thermale coupée
avec du lait ; au repas et dans le courant de la
journée, il faisait usage des eaux de *St.-Myon* ;
la chaleur du bain fut augmentée progressivement, la douche descendante fut dirigée sur la
colonne vertébrale, les reins et les lombes ; la
douche ascendante sur le périnée et le rectum;
peu à peu la vessie devint libre, les douleurs
furent moins vives, les sueurs copieuses et les
glaires moins abondantes : au bout de six semaines M. D... partit dans un état de convalescence parfait. Je le vis au mois de janvier 1815,
il se trouvait très-bien ; mais au mois de mars,
les motifs de ses chagrins s'étant renouvelés,
il périt à la suite d'une fièvre adynamique.

8e. OBSERVATION. — M. D... âgé de quarante
ans, d'une constitution bilieuso-sanguine,
livré dans sa jeunesse aux plaisirs de Bacchus
et de Vénus, avait mené, jusqu'à quarante ans,
une vie très-active ; à cette époque, il renonça
au train des affaires, se retira à la campagne, y vécut dans l'inaction, et s'adonna aux
plaisirs de la table ; ce changement d'habitude

et cet état d'intempérance altérèrent singulièrement sa santé ; au bout de dix-huit mois , il
éprouva des douleurs gravatives aux lombes,
qui duraient peu , mais se répétaient fréquemment ; l'émission de l'urine causait de l'ar-
deur, la constipation était opiniâtre ; le médecin ordonna les demi-bains , les sangsues au
fondement, les boissons émulsionnées et nitrées,
les fomentations émollientes , etc. etc. ; quinze
jours de ce régime suffirent pour appaiser
les douleurs , et M. D...., se croyant guéri,
reprit ses habitudes de table ; mais il ne
tarda pas à se repentir d'avoir négligé les
conseils de son médecin ; bientôt il éprouva un
sentiment de langueur et de lassitude générale,
une douleur aiguë se manifestait par intervalle,
dans la région lombère gauche , et était parfois
intolérable ; l'émission de l'urine était douloureuse et suivie d'une grande abondance de
glaires visqueuses. Le traitement ci - dessus
énoncé n'ayant produit aucun résultat satisfaisant, il vint à Néris en 1815. Il y prit d'abord
des bains très-tempérés , l'eau thermale à la
dose de six verres le matin , les eaux de
Saint-Pardoux coupées aux repas avec le vin ,
le soir une émulsion nitrée et camphrée ; au huitième jour un minoratif, la chaleur du bain

fut augmentée progressivement, la douche fut dirigée sur les reins et les lombes ; au douzième bain/les sueurs devinrent tellement copieuses qu'elles perçaient les matelas, et les urines étaient chargées de sédiment, de glaires et de petits graviers ; ce traitement, suivi pendant un mois, procura une amélioration sensible ; je fis reposer M. D....pendant quinze jours, au bout desquels il recommença une nouvelle saison. Après quinze bains, il rendit un gravier rempli de petites aspérités ; celui-ci fut suivi de plusieurs autres, mais beaucoup plus petits ; dès ce moment M. D.... se sentit très-soulagé ; le mieux se soutint, l'embonpoint reparut et la guérison fut parfaite.

9ᵉ. OBSERVATION. — M. B***, âgé de 59 ans, avocat, avait éprouvé à 56 ans un catarrhe pulmonaire qui avait beaucoup altéré sa santé. On lui avait conseillé d'habiter la campagne, de mener une vie moins sédentaire ; il fit peu de cas de cet avis. Au bout de quelques mois, et à la suite d'un grand dîner, il ressentit un mouvement de fièvre, accompagné de douleur en urinant : les urines étaient suivies de mucosités épaisses : des sang-sues, des bains de siége et des boissons émulsionnées

furent employées sans aucun résultat satisfaisant ; la maladie ne fit pas de progrès très-
sensibles , et resta stationnaire. M. B*** vint à
Néris dans cet état ; je lui trouvai la région
hypogastrique très-tendue : ses urines fauves ;
glaireuses, exhalaient une légère odeur d'ammo-
niaque ; l'appétit était nul et la mélancolie considérable. J'employai des bains tempérés , l'eau
thermale coupée avec le lait le matin, l'eau
de St.-Myon coupée aux repas avec le vin de
Bordeaux , quelques pastilles de Cachou dans
la journée. Au dixième jour , la chaleur du
bain fut augmentée , et la douche dirigée sur
les lombes et les hypocondres. Je conseillai
beaucoup de dissipation , la promenade à pied
et en voiture : cette méthode produisit un effet
salutaire; il y eut une grande évacuation de
glaires. A la douzième douche , des sueurs
abondantes se manifestèrent ; l'amélioration
fut sensible dès ce moment, et se soutint jusqu'au trente-sixième bain , époque du départ
du malade.

10ᵉ. OBSERVATION. — Mᵐᵉ. de C***, âgée de
cinquante ans , d'une constitution physique
très-irritable , éprouvait depuis quelque tems
une difficulté d'uriner ; elle avait eu autrefois

des dartres farineuses au visage, qu'elle avait fait disparaître avec un remède dont elle ne connaissait pas la composition ; quelque tems après elle éprouva des suffocations qu'elle attribuait à la cessation de ces maladies. Cet état de malaise dura plusieurs années , et fit insensiblement des progrès ; l'érétisme nerveux devint considérable ; peu à peu les douleurs se manifestèrent aux lombes, aux hypocondres et aux reins ; les urines furent plus difficiles et accompagnées de glaires ; les jambes étaient pesantes et enflées le soir. Après avoir essayé plusieurs remèdes sans succès , elle vint à Neris , où elle fit usage des bains , à 26 degrés ; elle but l'eau thermale coupée avec l'infusion de fleur de tilleul , celle de St.-Pardoux coupée avec le vin, et prit du carbonnate de magnésie, tous les quatre à cinq jours à jeun. Ce traitement, soutenu pendant quinze jours , calma l'irritation ; la peau devint plus moite , les urines moins difficiles ; alors je fis administrer le bain et la douche sulfureuses. Au vingt-cinquième bain, la peau se couvrit de boutons ; une dartre farineuse se manifesta à la figure ; plusieurs furoncles apparurent ; les urines et les sueurs furent excessives , et après 40 jours de traitement , la malade fut parfaitement rétablie.

Blénorrhagie.

La doctrine qu'a développée dans ces derniers
tems le docteur Broussais, dans son beau Traité
des phlegmasies, a singulièrement éclairé l'histoire de la blénorrhagie, ainsi que sa thérapeutique : les causes les plus ordinaires de
cette affection sont les rhumatismes, les dartres,
la goutte et la syphilis ; quand elle affecte une
marche chronique, ce qui arrive très-fréquem-
ment, on l'appelle blénorrhée : nous allons en
citer plusieurs observations.

11ᵉ. OBSERVATION. — M. D***, âgé de trente-
deux ans, fut atteint de blénorrhagie à vingt-
cinq ans. Cette maladie, après avoir parcouru
ses périodes d'irritation, devint stationnaire ;
l'émission des urines n'était plus douloureuse,
toutes les fonctions se faisaient à merveille,
mais l'écoulement persistait toujours, malgré
tous les remèdes employés. J'ordonnai à M. D***
les bains à vingt-cinq dégrés, l'eau thermale à
la dose de cinq à six verres, celle de Saint-
Pardoux aux repas, le vin de Séguin à jeun,
les astringens et les sudorifiques dans le

4

courant de la journée; la douche ascendante fut dirigée sur le périnée et dans le
rectum. Tous ces moyens relevèrent l'énergie
de la membrane muqueuse de l'urètre, l'é-
coulement disparut peu à peu ; au bout de
deux saisons, il n'y en eut plus de traces, et
M. D*** partit dans un état de convalescence
parfait.

12e. OBSERVATION. — M. M***, âgé de quarante ans, avait été atteint d'une dartre au scrotum, qu'il avait répercutée avec des liqueurs
astringentes dont il ne connaissait point la
composition; cette répercution ne tarda pas à
être suivie d'un écoulement, par l'urètre, d'une
matière muqueuse, visqueuse et jaunâtre,
accompagné de tous les symptômes d'une
véritable blénorrhagie syphilitique. Un chirurgien ordonna un traitement anti-véné-
rien, qui ne fit qu'augmenter les accidens;
mais ils cédèrent à un régime émollient et
laxatif : la maladie devint alors chronique ,
elle suivait les variations de l'atmosphère, et
le moindre excès en renouvelait l'intensité.
Ayant été consulté à cette époque, et ayant
obtenu des renseignemens bien circonstanciés,
je jugeai que la blénorrhée était due à la ré-

percution de la dartre. Après quelques jours
de repos, j'ordonnai un éméto-cathartique, je
fis appliquer un vésicatoire sur le périnée; au
bout de vingt-quatre heures l'affection dartreuse reparut au scrotum. La maladie, revenue à son premier type, ne tarda pas à
céder aux bains et douches sulfureux, à l'eau
thermale prise en boisson, unie à la décoction
de *dulce-amarum*, édulcorée avec le sirop de
salsepareille; au dixième bain l'écoulement
avait disparu, et au trentième il n'y eut plus
de traces de dartres.

Leucorrhée.

13e. OBSERVATION. — Mme. Deb... âgée de
trente-trois ans, et d'un tempérament pituiteux, éprouvait, depuis sa dernière couche,
qui avait été très-laborieuse, une grande altération dans sa santé; un écoulement très-
abondant, blanc et visqueux, se manifestait aux parties sexuelles; l'estomac était en
proie à des douleurs souvent insupportables; les faiblesses et les défaillances étaient
fréquentes; des maux de reins, des tiraill-
lemens, des lassitudes dans les jambes, telle
était la situation de Mme. Deb... quand elle

vint à Néris ; elle avait essayé beaucoup de remèdes qui, à son rapport, avaient augmenté sa maladie ; je débutai par les bains tempérés, dont j'augmentai progressivement la chaleur ; j'y ajoutai la sulfure de potasse, qui produisit des sueurs très-abondantes, répandant une odeur acide ; je fis doucher la colonne vertébrale et surtout les lombes et l'hypogastre, la douche ascendante était répétée deux fois par jour ; les eaux thermales coupées avec le petit-lait; dans l'intervalle des repas, le soufre était pris intérieurement, et le vin de Kina à jeun. Ce régime détermina une grande souplesse à la peau, calma l'érétisme nerveux, dissipa insensiblement les fleurs blanches ; l'estomac recouvra son ressort naturel, et après six semaines, Mme. Deb... partit entièrement rétablie.

14e. OBSERVATION. — Mme. D.... âgée de vingt-cinq ans, très-blonde, mariée à vingt ans, n'avait pas eu d'enfans : elle était, depuis deux ans, tourmentée par des pertes blanches très-abondantes, et une affection dartreuse fixée sur les deux pieds, les règles étaient dérangées, l'estomac faisait mal ses fonctions, les douleurs de reins étaient quelquefois

vives et la sensiblité nerveuse exaltée; un
médecin ayant été consulté, parvint à calmer, pendant quelque tems, les douleurs et
à diminuer l'écoulement; mais au mois de mai
1815, à la suite d'une transpiration supprimée,
tous les les accidens se renouvelèrent ; alors
on la dirigea sur Néris. Après avoir palpé
Mme. D..., je trouvai l'hypocondre droit
et l'épigastre un peu gonflés, un léger engorgement au col de l'utérus : l'écoulement était
excessif; elle prit d'abord des bains tempérés,
l'eau thermale coupée avec le petit-lait, l'eau
acidule de Saint-Myon avec le vin aux repas, la décoction de Kina trois fois par jour :
au bout d'une semaine, j'augmentai la chaleur
du bain, que je rendis sulfureux, ainsi que
les douches ; je purgeai Mme. D... avec la
magnésie. Le soir je faisais prendre des bains
de pieds de limon ; la peau ne tarda pas à devenir souple et chargée d'une transpiration
acide et copieuse ; la résolution de cette maladie s'opéra par une grande abondance d'u-
rines sédimenteuses et glaireuses : la leucorrhée
se dissipa insensiblement, ainsi que l'engorgement de l'utérus; les dartres des pieds disparurent, et au bout de six semaines, Mme. D...
partit dans un état de convalescence parfait.

15e. Observation. — Mme. E.*** âgée de vingt-sept ans , excessivement blonde ; d'un tempérament irritable , fut atteinte, trois ans après sa première couche, de *fluor albus ;* elle y fit peu d'attention pendant quelques années; mais les pertes augmentèrent insensiblement, ainsi que l'érétisme nerveux ; à vingt-six ans, et à la suite de violens chagrins, elle devint faible et décolorée, les règles se dérangèrent, l'écoulement augmenta; elle éprouva des digestions pénibles , des lassitudes, des crampes et souvent de l'oppression. Elle vint à Néris à cette époque ; elle y fit d'abord usage des bains tempérés ; la boisson thermale produisant de la constipation , je la coupai avec le lait d'ânesse; l'écoulement ayant augmenté les premiers jours , ainsi que l'irritation nerveuse, Mme. F.*** voulait renoncer à l'usage des eaux; mais après l'avoir rassurée, elle se décida à continuer. Au huitième bain , elle éprouvait un mieux sensible, les forces revinrent un peu ; alors j'essayai le vin de Kina à la dose d'une demi-once à jeun, les eaux acidules de St.-Pardoux aux repas ; les douches ascendantes légèrement sulfureuses ; je conseillai la dissipation et la promenade à pied et en voiture. Ce traitement, continué pendant un

mois , eut un résultat très-satisfaisant ; Mme.
F.*** s'étant reposée quinze jours, et ayant été
purgée par un léger minoritif, recommença
une nouvelle saison ; pendant cet intervalle ,
les motifs de chagrins disparurent, cela ne con-
tribua pas peu à amener une amélioration notable ; au sixième bain les règles se manifestèrent
avec force ; Mme. F.*** suspendit les bains
et les reprit pendant vingt-huit jours ; à cette
époque , il n'y avait plus de traces de perte ,
point de douleurs ni de mouvemens nerveux ;
l'appétit et l'embonpoint étaient revenus, et elle
partit parfaitement rétablie. J'ai eu occasion
de la voir depuis cette époque , elle n'a pas
eu la moindre récidive.

J'ai vu souvent les eaux de Néris , dans les
leucorrhées - syphilitiques , servir à lever des
doutes qui restaient sur leur nature, en repro-
duisant les symptômes évidens de l'affection
vénérienne, et dissiper l'incertitude du médecin , en lui indiquant la vraie méthode cu-
rative.

CHAPITRE III.

PHLEGMASIES DES MEMBRANES SÉREUSES.

Péritonite.

Cette inflammation du péritoine, chez
les femmes en couche, avait été décrite par
Antoine *Petit*, *Pujos*, *Doucet*, *Doublet* ; mais
MM. *Pinel*, *Broussais*, *Gardien* et autres,
ont enfin déterminé son véritable caractère et
précisé son siége. Il est bien reconnu aujour-
d'hui que cette affection, désignée sous le nom
de fièvre puerpurale, n'est autre chose qu'une
inflammation du péritoine qui survient à la
suite des couches. M. *Gardien* prouve, par
beaucoup de faits, dans son grand ouvrage sur
les accouchemens, combien toutes les hypo-
thèses sur la métastase laiteuse sont erronées.

Cette maladie parcourt ordinairement toutes
ses périodes avec beaucoup de rapidité ; cependant elle prend très-souvent une marche chronique.

16e. OBSERVATION. — Mme. B***, âgée de
vingt-cinq ans, d'une forte constitution, eut
une grossesse et une couche très-laborieuses.

Quatre jours après l'accouchement, il survint des sueurs considérables ; mais comme elles incommodaient , Mᵐᵉ. B*** se découvrit et éprouva un froid qui fut suivi de douleurs dans le bas-ventre ; la secrétion laiteuse cessa , les matières alvines furent chargées d'un mucus jaune et visqueux. Cet écoulement, qui prit ensuite un caractère dyssentérique , fatigua cruellement la malade et la réduisit à un état de marasme ; elle vint à Néris dans cette triste position ; je lui trouvai l'hypogastre tendu , le ventre dur , des plaques jaunes et blanches sur tout le corps , recouvertes d'une légère exfoliation furfuracée ; la maigreur était extrême; une fièvre lente se manifestait tous les soirs.

J'ordonnai des bains tempérés, l'eau thermale coupée avec le lait d'ânesse, de jour à autre un paquet de magnésie à jeun, et la douche tempérée pendant une demi-heure ; ce traitement dura vingt-cinq jours sans résultat très-satisfaisant. Je fis reposer madame B*** pendant quinze jours , et lui administrai dans cet intervalle un éméto-cathartique; je fis reprendre l'usage des bains, dont j'augmentai la température, et que je rendis sulfureux; le lait d'ânesse, coupé avec l'eau thermale , fut continué ainsi que l'infusion de feuilles d'o-

ranger édulcorée avec le sirop anti-scorbutique : j'eus lieu de m'applaudir de cet essai. Au
dixième bain, il se fit une crise par des sueurs
et des urines abondantes, qui dura pendant six
jours, au bout desquels l'écoulement cessa ; le
ventre devint libre, l'hypogastre souple et sans
douleur. Au trentième bain madame B*** ne
souffrait plus, et partit très-bien rétablie.

17ᵉ. OBSERVATION. — Madame C..., âgée de
dix-huit ans, avait eu une couche très-heu-
reuse, les lochies coulaient à merveille, et
tout se passait très-bien. Au septième jour elle
voulut se lever et se peigner ; mais elle ne
tarda pas à se repentir de son imprudence ; la
fièvre et la suppression des lochies furent la
suite du froid qu'elle éprouva : il se forma un
dépôt au genou gauche. On attaqua tous ces
symptômes par les moyens que l'art indique,
et on parvint à faire ouvrir la tumeur ; la
suppuration soulagea beaucoup, et la fièvre céda aux anti-fébrifuges ; l'écoulement
dura deux mois ; mais il resta un engorgement considérable au genou, une grande faiblesse et une difficulté de marcher.

J'ordonnai les bains à vingt-sept degrés,
l'eau thermale coupée avec le lait ordinaire, la

douche générale et partielle sur le côté de la tumeur, et enfin sur la tumeur même ; les cataplasmes de limon deux fois par jour. A l'aide de ces moyens très-simples l'engorgement disparut, les mouvemens de flexion et d'extension devinrent naturels ; les règles se rétablirent, et au bout de deux mois et demi, Madame C... partit parfaitement rétablie.

Ce que j'ai dit des femmes accouchées n'arrive aussi que trop souvent à quelques femmes de la société qui veulent nourrir ; combien de fois n'ai-je pas vu le lait se changer subitement en un germe de matières croupissantes et corrompues, se faisant jour au dehors au milieu de douleurs cuisantes, et convertir en poison le plus doux aliment ! A quoi tenait un dérangement si subit et si cruel ? au désir d'allier l'empire de la mode et des plaisirs aux devoirs maternels ; aussi, très-souvent, telle qui le matin avait brillé de grâces et de santé, rentrait chez elle au milieu de la nuit saisie de froid, la poitrine oppressée ou déchirée par une toux sèche et convulsive, le corps dévoré par une fièvre brûlante, expiait quelquefois, au milieu des horreurs du délire et dans les souffrances de la phtisie, la triste jouissance d'être mise sur la liste des femmes à la mode ;

que de fois de jeunes et imprudentes nourrices
ont été victimes d'un bal ou d'un opéra, ou y
ont trouvé des rhumatismes, des catharres,
des leucorrhées!!! O! vous qui portez dans
votre sein ce réservoir délicat que la nature
se plaît à remplir pour les besoins de vos
tendres nourrissons, écoutez mes conseils ré-
parateurs, obéissez aux douces lois de la prudence et de la nature : évitez avec soin les impressions du froid et l'inconstance de la température, ne soyez pas mères à demi ; c'est
dans l'emploi de ces vêtemens chauds que vous
rejetiez naguères, c'est en fuyant les bals et
les spectacles, c'est loin de ces autels dévorans
du dieu de la cupidité, auquel vous sacrifiez
les heures dues à vos aimables enfans et à
Morphée, que vous trouverez un préservatif
sûr contre cette foule d'infirmités auxquelles
sont en proie beaucoup d'imprudentes nourrices !!!

La nymphe de Néris promet un remède
salutaire à celles qui, à la suite de couches
ou d'allaitement, seraient devenues sujettes aux
rhumatismes, aux affections de peau, aux
dépôts, aux fleurs blanches, etc. etc.

CHAPITRE IV.

PHLEGMASIES CHRONIQUES DU TISSU MUSCULAIRE.

Rhumatisme simple ou musculaire.

Les rhumatisme musculaire chronique est caractérisé par des douleurs plus ou moins vives, qui se manifestent par les tems froids et humides, rarement dans les tems chauds ; il n'est point accompagné de fièvre, de rougeur, de chaleur ni de gonflement à la peau ; les personnes qui habitent des lieux bas et humides, des maisons nouvellement bâties, qui couchent sur la terre après des exercices violens ; les tempéramens sanguins y sont le plus sujets.

18e. OBSERVATION. — M. D..., militaire, âgé de quarante ans, d'un tempérament sanguin, ayant été obligé de coucher souvent sur la terre pendant les dernières campagnes, y contracta des douleurs si vives, qu'elles l'empêchaient, par intervalles, de marcher ; il était alors obligé d'avoir recours aux béquilles ; il souffrait surtout depuis deux ans, la douleur était fixée sur la cuisse et le genou gauche, et n'avait pas désemparé depuis la campagne de Leipsick; il employa les bains à trente degrés, la douche générale et partielle, les cataplasmes de limon sur le genou, l'infusion de sauge et de menthe, édulcorée avec le sirop de salsepareille, pendant la journée, et les pastilles soufrées à jeun. Au douzième bain, M. D... quitta les béquilles, il se fit alors une crise considérable par les sueurs et les urines ; au vingtième, absence totale de douleur et d'accidens nerveux ; au trentième, guérison complète.

19ᶜ. Observation. — M. C***, d'une constitution sanguine, âgé de cinquante-quatre ans, à la suite de transpiration supprimée, éprouva des douleurs rhumatismales qui affectaient par intervalle les membres abdominaux ; elles suivaient les variations de l'atmosphère, et devinrent progressivement plus continues et plus intenses. M. C*** eut recours aux vésicatoires et aux sudorifiques, sans aucun succès ; les extrémités inférieures étaient d'une maigreur extrême, et il se soutenait avec peine sur une béquille : il prit des bains sulfureux, but à haute dose l'eau thermale coupée avec le lait, et dans l'intervalle des repas, la décoction de saponaire édulcorée avec le sirop antiscorbutique ; à la dixième douche , il éprouvait un mieux notable et quitta sa béquille ; les sueurs arrivèrent insensiblement, ainsi que l'embonpoint et l'appétit ; et après un mois de traitement, M. C*** n'éprouvait plus le moindre symptôme de douleur ni de malaise, et il partit parfaitement rétabli.

20e. Observation. — M. S***, âgé de quarante ans, d'une constitution délicate, éprouva, à la suite d une partie de pêche, des frissons , de l'anxiété , de la chaleur et des paroxismes vers le soir ; des douleurs vagues parcouraient successivement toute la perriphérie du corps ; on ne pouvait le toucher ni lui faire éprouver la moindre secousse ni le moindre mouvement, sans qu'il ressentît des souffrances. La diète et quelques boissons sudorifiques calmèrent tout cet appareil morbide ; mais le peu d'attention que M. S*** porta à cette affection ne tarda pas à occasionner une récidive ; elle prit la forme de rhumatisme chronique, qui s'annonça par des lassitudes , des engourdissemens , des frissons plus ou moins intenses , et autres

symptômes qui, après avoir varié pendant
sept à huit mois, se fixèrent aux lombes et le
forçaient à se tenir courbé. Il fit usage des bains
et des douches à 3o degrés, de la décoction de
douce-amère édulcorée avec du sirop de
salsepareille dans le courant de la journée ;
des sueurs copieuses et une grande évacuation
d'urines sédimenteuses terminèrent, au bout
d'un mois, tous les maux auxquels M. S***
était en proie.

21ᵉ. OBSERVATION. — Madame de B..,
âgée de vingt-six ans, d'une constitution
nerveuse, éprouva, à la suite de sa dernière
couche, quelques affections de peau qui avaient
disparu sans aucun remède : elle couchait ordinairement dans un appartement bas ; elle se
trouva tout à coup atteinte d'un lumbago qui
se fixait tantôt au côté droit, tantôt au côté
gauche, et suivait les variations de l'asmos-
phère ; les douleurs augmentèrent au point
qu'elle ne put marcher qu'à l'aide des béquilles. Elle prit d'abord les bains tempérés,
l'eau thermale coupée avec l'infusion de tilleul,
les anti-spasmodiques, combinés avec les sudorifiques, entre les repas ; au septième jour
j'augmentai la chaleur du bain ; l'irritabilité

était persistante, ainsi que les insomnies; cependant je parvins à vaincre ces deux symptômes avec les pilules d'opium gommées et d'antimoine diaphorétique. Au quinzième bain la souplesse se fit sentir à la peau, l'érétisme nerveux disparut, et le sommeil devint naturel. Je profitai de cette détente pour augmenter la température du bain; je fis en même tems commencer l'usage des douches, qui produisirent des sueurs considérables, des boutons à la peau, des furoncules et une exfoliation furfuracée. Dès ce moment Madame de B... se regarda comme guérie; cependant elle continua encore quinze jours le même traitement, et elle partit, marchant à merveille, sans béquilles et sans douleur.

22ᵉ. OBSERVATION. — M. D..., âgé de trente-six ans, d'une constitution vigoureuse, avait couché long-tems sur la terre, et y avait gagné des douleurs qui se manifestaient aux lombes, au bassin et aux genoux, avec un froid excessif dans les extrémités inférieures; il avait beaucoup de peine à se réchauffer, malgré l'emploi continuel des frictions, de la laine et du taffetas gommé; les bains à trente-six degrés ne produisirent aucun effet salutaire, et

5

les extrémités étaient toujours froides. Alors
j'ordonnai le bain dans le bassin thermal pendant une demi-heure, le bain de jambes de
limon tous les soirs, dans la journée les boissons diaphorétiques. Après dix bains, la chaleur
se fit sentir dans les extrémités, le sentiment
de froid disparut, les douches et le bain de
limon déterminèrent des sueurs copieuses qui
enlevèrent les douleurs des lombes et des genoux; M. D... partit parfaitement rétabli.

23ᵉ. OBSERVATION. — M. B..., âgé de trente
ans, d'une constitution forte, voyageant à
cheval, éprouva une averse, et ses vêtemens se séchèrent sur son corps, n'ayant
pas voulu discontinuer sa route; au bout
de quelques jours il éprouva des frissons
irréguliers, une chaleur mordicante, et des
douleurs tellement vives qu'il ne pouvait cour-
ber l'épine, mouvoir le bassin ni fléchir les
cuisses; il resta dans cet état jusqu'à l'instant
où il se fit transporter à Néris. Il avait essayé
vainement deux vésicatoires et une grande
quantité de sudorifiques qui avaient augmenté
ses maux et exaspéré le système nerveux.
Je cherchai à combattre l'état d'irritation
et d'excitabilité, par des bains tempérés, un

régime émollient et laxatif ; à l'aide du petit-lait aiguisé avec la crême de tartre et la magnésie, les boissons nitrées et camphrées, j'obtins au bout de dix jours une détente générale. Alors j'augmentai la chaleur des bains, j'ordonnai les douches ascendantes et descendantes, l'eau thermale à haute dose. Au vingtième jour M. B... put se tenir droit, fléchir le corps de devant en arrière, et un mois suffit pour amener une cure radicale.

24ᵉ. OBSERVATION. — Madame B..., âgée de vingt-deux ans, assistait un jour à un concert ; elle était coîffée en cheveux, et avait les épaules, les bras, la gorge à découvert ; elle était placée près d'une porte qu'on ne pouvait tenir fermée à cause de l'affluence des spectateurs et de la chaleur de l'appartement ; rentrée chez elle, elle éprouva quelques frissons, du malaise et une légère difficulté de tourner la tête ; la douleur augmenta progressivement, les muscles du col se roidirent, et les glandes amygdales se gonflèrent. On employa les sangsues, les vésicatoires au bras, les fomentations émollientes, les linimens éthérés ; ces moyens calmèrent l'érétisme, et laissèrent la faculté de tourner le col ; quelque tems après, la douleur

abandonna les vertèbres cervicales et se fixa
au sommet de la tête, depuis le milieu de l'os
frontal jusqu'à la protubérence de l'occipital;
elle était vive, souvent insupportable, et produisait l'effet d'un déchirement intérieur; cependant il n'y avait ni rougeur, ni chaleur, ni
fièvre. De nouveaux remèdes furent employés;
on couvrit la tête, qui fut rasée, d'une calotte
de laine et de taffetas gommé, mais sans succès;
la tête restait toujours froide. Sur cette en-
trefaite madame B... vint à Néris; elle y prit
d'abord les bains tempérés, l'eau thermale
coupée avec la fleur d'orange et le tilleul. Au
huitième jour, moiteur à la peau et sommeil
naturel; alors j'augmentai la chaleur du bain,
je fis diriger la douche sur la tête et les pieds,
pendant quinze minutes, tous les matins. Madame B... en supporta très-bien le choc. A la
dixième douche le froid de la tête avait disparu, et il s'y faisait continuellement une transpiration extrêmement abondante; les douleurs
diminuèrent peu à peu, et au bout d'un mois
de traitement, madame B... partit bien rétablie : je l'engageai à continuer l'emploi de la
laine sur la tête, et à se découvrir le moins
possible.

Tous les ans, les eaux minérales de Néris

guérissent parfaitement plus de cent malades
atteints d'affection de ce genre, ou courbés
par des douleurs rhumatismales, les uns
pour avoir travaillé dans l'eau, d'autres pour
avoir couché sur la terre, d'autres dans des
maisons neuves, etc. etc.

Rhumatisme intestinal.

25e. OBSERVATION. — Mme. G... âgée de
vingt-cinq ans, d'un tempérament sanguin,
mariée depuis six ans, n'avait point d'enfans;
avant son mariage elle éprouvait de tems en
tems des douleurs d'entrailles, qu'elle prenait pour des coliques qui suivaient les
variations de l'atmosphère, et sévissaient quelquefois avec intensité: l'embonpoint ainsi que
l'appétit étaient bons; Mme. G... avait mis en
usage les sangsues, les demi-bains, les lavemens, les sinapismes, les vésicatoires : tous ces
remèdes palliaient la douleur ; la malade ne
trouvait de soulagement que dans l'application
des fomentions et des serviettes chaudes.

D'après quelques informations, j'appris que
Mme. G... devait ses douleurs à un séjour
à sa pension, prolongé pendant deux ans,
dans un lieu bas et humide; je lui fis

prendre des bains à vingt-huit degrés , l'eau thermale coupée avec le lait , la douche générale , mais surtout sur l'hypogastre , l'abdomen et les extrémités inférieures ; ces moyens simples réussirent à merveille , il se fit , au dixième bain , une grande évacuation d'urines sédimenteuses , qui dura plusieurs jours , et qui fut suivie de sueurs très-abondantes ; le quinzième jour , absence totale de douleur ; Mme. G... n'en ressentit plus pendant tout le tems qu'elle demeura à Néris.

CHAPITRE V.

PHLEGMASIES CHRONIQUES DU TISSU SYNOVIAL.

Rhumatisme goutteux.

Les causes occasionnelles de ce genre de rhumatisme sont à peu près les mêmes que celles du rhumatisme ordinaire ; mais il est acompagné de rougeur , chaleur , douleur et gonflement ; le traitement exige plus de soin , de circonspection et une connaissance plus approfondie de la situation du malade ; les bains doivent être moins chauds , la douche donnée avec modération et tempérée. J'ai vu des malades qui, ayant voulu, malgré mes conseils, prendre la douche et le bain chauds, rappeler la goutte et être obligés d'attendre la fin de l'accès, pour recommencer l'usage des bains. Les eaux de Néris n'ont pas la propriété de guérir radicalement la goutte et les rhumatismes goutteux ; et nous n'avons pas encore un remède certain contre cette cruelle maladie; mais elles éloignent singulièrement les accès, donnent du ton aux muscles, assouplissent les articulations, et augmentent les forces; l'expérience m'a appris que leur usage annuel préserve des récidives ; car je vois à Néris une douzaine de baigneurs goutteux, qui viennent régulièrement depuis quinze ans, et qui n'ont éprouvé de crise que dans les cas où leurs occupations les avaient empêchés d'y venir ; il en est parmi eux qui avaient essayé vainement les eaux de Plombières, de Bagnères et du Mont-d'Or, qui n'ont éprouvé de soulagement qu'à Néris.

26e. OBSERVATION. — M. C... âgé de quarante ans, d'une constitution vigoureuse, vint à Néris, atteint d'une affection rhumatismale goutteuse, qui lui occasionnait de vives douleurs, dans les tems froids et humides; elle l'avait privé, pendant l'hiver de 1814, de ses facultés locomotives ; les genoux étaient gonflés ainsi que les pieds : je prescrivis des bains tempérés, l'eau thermale coupée avec le lait, l'eau de Saint-Pardoux aux repas, avec le vin, le bain de limon tous les soirs, aux extrémités inférieures ; j'augmentai progressivement la chaleur du bain et de la douche : au douzième jour M. C... commença à marcher, le mieux continua, la facilité du mouvement se rétablit, le gonflement et les douleurs se dissipèrent, et au bout de six semaines M. C... partit parfaitement guéri.

27ᵉ. OBSERVATION.— M. B..., anglais d'origine, âgé de cinquante-cinq ans, d'un tempérament pituiteux, était atteint de la goutte depuis l'âge de trente ans ; les accès étaient plus ou moins éloignés, et pendant quinze ans, l'humeur arthritique avait assiégé tous les viscères et toutes les extrémités ; des nodus étaient fixés aux pieds et aux mains. M. B... avait fait beaucoup de remèdes à Londres, sans succès ; on lui conseilla les eaux minérales, et dans l'espace de cinq ans, il parcourut

succcessivement celles de *Baden*, de *Pyrmont*,
d'*Aix*, de *Plombières*; il en avait éprouvé
beaucoup de soulagement. Prisonnier en France
depuis quelque tems, obligé, à la suite du
20 mars, de changer précipitamment de gar-
nison, et par un très-mauvais tems, il éprouva
un accès des plus violens; les extrémités étaient
très-gonflées; M.B . . . ne pouvait marcher ni
se servir de ses mains, même pour manger.
Après deux mois de souffrances, il se fit une
légère détente, et M. B... en profita pour se
faire conduire à Néris : il y prit d'abord les
bains très-tempérés, l'eau thermale coupée
avec le lait; le régime fut sobre et végétal; au
dixième bain, dont j'augmentai la température, je commençai l'usage de la douche, les
bains de limon aux pieds et aux mains, tous les
soirs. Ce traitement, continué pendant un mois,
produisit un peu de soulagement : le malade se
reposa pendant dix jours; et après avoir été éva-
cué, suivant l'indication, il recommença une seconde saison; le bain fut porté à 30 degrés, l'eau
coupée avec le lait fut continuée ainsi que les
bains de limon; les sueurs commencèrent à
arriver au douzième bain et se maintinrent sensiblement, le gonflement se dissipa, les mouvemens devinrent plus faciles, et au bout d'un

mois , M. B... partit , n'ayant pas le moindre
sentiment de douleur.

28e. OBSERVATION. — M. G..., âgé de cinquante ans , d'une constitution bilieuse , avocat,
était en proie à la goutte depuis plusieurs
années ; elle avait successivement parcouru
tous les viscères et s'était fixée aux articulations , où elle avait formé des nodus. Dans
l'intervalle des accès , qui étaient toujours excessivement longs et très-rigoureux , M. G...
ne marchait qu'avec des béquilles; il avait mis
en usage tous les remèdes préconisés, sans résultat satisfaisant. Fatigué de souffrir , il se jeta
dans les bras de *Pradier*, croyant être guéri
sur parole. Il supporta dix-huit applications
du topique si vanté ; l'humeur goutteuse, qui
était fixée à l'estomac, descendit aux pieds ; dès
lors , soulagement manifeste et absence de
douleur ; mais à l'emploi du topique succéda
une faiblesse si considérable , que M. G... ne
put sortir de son lit pendant dix-huit mois; ses
jambes étaient sans force et sans élasticité ; la
digestion mauvaise et la maigreur extrême. Il
se fit transporter avec la plus grande difficulté
à Néris, où il prit des bains très-tempérés ,
l'eau thermale coupée avec le lait d'ânesse ,

et aux repas celle de St.-Pardoux avec lé vin de Bordeaux, le bain de jambes de limon tous les soirs, et le matin à jeun le vin de Seguin. Huit bains suffirent pour déterminer une amélioration sensible. Je fis alors commencer la douche tempérée sur toute l'habitude du corps et surtout aux extrémités; les forces et l'appétit arrivèrent successivement. J'augmentai peu à peu la température du bain et de la douche. Au bout d'un mois, la convalescence était parfaite, la marche facile, le gonflement nul, ainsi que la douleur, le sommeil paisible, et quarante jours ont suffi pour terminer la cure.

J'ai vu plusieurs malades tomber en dépérissement, d'autres éprouver des accidens très-graves, et d'autres enfin expirer à la suite de l'emploi des topiques de Pradier; l'expérience et l'observation ont déjà fait justice d'un remède aussi pompeusement vanté : non-seulement il n'est pas efficace, mais il est quelquefois très-dangereux; il n'appartient qu'à un médecin éclairé, bien au courant de l'état de son malade, d'indiquer les cas où il convient, et d'en modifier les applications.

29e. OBSERVATION. —Madame B..., âgée de vingt-cinq ans, d'une constitution physique forte, née de parens goutteux, mariée depuis trois ans, n'avait pas eu d'enfans; ses menstrues étaient irrégulières; ayant couché dans une maison neuve, après son mariage, elle fut atteinte de douleurs rhumatismales, qui furent d'abord vagues et indéterminées; mais bientôt elles augmentèrent d'intensité et se fixèrent sur les deux genoux, accompagnées de gonflemens, douleur, rougeur et chaleur; elle éprouva trois accès dans dix-huit mois, et vint à la fin du troisième à Néris; elle y prit les bains tempérés, l'eau thermale coupée avec le lait, la douche tempérée sur toute la surface du corps, et le cataplasme de limon sur les genoux tous les soirs. Au sixième bain le gonflement commença à se dissiper, et au vingtième, il n'y en avait plus de traces; les règles ayant paru à cette époque, et avec abondance, Madame B... suspendit les bains pendant six jours; prit un minoratif au septième, recommença une seconde saison, et après vingt-cinq jours de traitement, elle fut parfaitement guérie.

Rhumatisme articulaire.

30ᵉ. OBSERVATION. — M. C..., âgé de quarante-huit ans, fut atteint, à la suite d'une

partie de pêche, d'un rhumatisme articulaire fixé aux pieds et aux mains, accompagné d'un gonflement considérable et de
douleurs très-vives, surtout pendant les tems
humides ; il avait essayé beaucoup de remèdes
qui avaient produit peu de soulagement. Quand
il vint à Néris, il marchait avec deux béquilles :
je lui fis prendre les bains à 30 degrés, l'eau
thermale à haute dose, les pilules diaphorétiques dans la journée ; la douche progressivement jusqu'à 50 minutes, et le bain de
limon le soir pendant une demi-heure. Ce
traitement produisit le résultat le plus avan-
tageux ; au vingtième bain, il n'y avait ni
gonflement ni douleurs : M. C... laissa ses
béquilles à Néris, et partit bien rétabli.

CHAPITRE VI.

HÉMORRAGIES.

Aménorrhée.

Aucune maladie ne produit plus de désordre et de dérangement chez les femmes que
la suppression des menstrues ; M. Royer-

Collard, dans son essai sur l'aménorrhée, a formé six séries particulières de ce genre d'affection ; il embrasse, pour ainsi dire, toute la pathologie interne ; son ouvrage fourmille d'idées neuves et dignes du plus grand intérêt.

31e. Observation. — Mlle. B... âgée de dix-huit ans, d'une constitution nerveuse, avait eu ses règles à l'âge de quinze ans, et elles avaient continué à paraître avec régularité jusqu'à dix-sept ; un jour qu'elle avait ses menstrues, elle mit les pieds dans l'eau froide, et opéra, sans y songer, leur suppression ; bientôt il en résulta des palpitations, une douleur sourde à l'épigastre et dans les reins, toujours plus intense aux époques ordinaires du retour de la menstruation ; cet état dura huit mois, pendant lesquels elle essaya beaucoup de révulsifs et d'éménagogues, mais sans avantage. Elle vint à Néris au mois de juin 1814 : elle avait des douleurs fixées aux articulations des genoux, des suffocations, une grande irritabilité nerveuse ; la figure était rouge, la digestion pénible et la peau sèche ; elle prit d'abord des bains tempérés, avec le lait d'ânesse, l'eau de Saint-Pardoux aux repas, le Kina à jeun ; dans la journée quelques verres d'infusion de melisse édulcorée avec le sirop de Sthæcas : le matin, la douche descendante générale, surtout sur la colonne vertébrale et les extrémités inférieures : la douche ascendante deux fois par jour. Un mois de ce traitement régulier a suffi pour déterminer l'éruption des règles et avec elles la disparition des tous les symptômes alarmans.

Stérilité.

La puberté est l'époque de la vie où l'homme a pris la plus grande partie de son accroissement. Les forces vitales, jusqu'alors concentrées dans le système digestif, uniquement occupées des fonctions assimilatrices, refluant alors dans les organes génitaux, impriment par cette révolution soudaine une secousse dont les irradiations, s'étendent sur tous les points de l'organisme, et modifient d'une manière remarquable tous les phénomènes qui en dérivent....

La femme, en s'approchant de cet état, paraît moins s'éloigner de sa constitution primitive; délicate et tendre, elle conserve toujours quelque chose du tempérament des enfans (1) ; cependant l'utérus devient un centre d'activité, et va bientôt exercer un pouvoir absolu. A mesure que cette nouvelle vie se développe, les artères utérines, qui ne versaient qu'un fluide destiné à la nutrition de la matrice, rendues plus actives par l'irritation de ce viscère, l'arrosent plus abondamment, y déterminent une pléthore ; les sinus utérins s'ouvrent, et répandent au dehors un sang pur, premier signe de puberté. Ce nouveau mode d'action, qui vient de s'établir entre l'homme et la femme, les appelle à de nouvelles fonctions ; le tems que la nature avait fixé pour leur reproduction est enfin arrivé ; bientôt ils sont entraînés l'un vers l'autre par l'attrait irrésistible du plaisir, et brûlent de se communiquer cette exubérance de la vie, source unique de leur tendre agitation (2).

Dieu créa les mortels pour aimer, pour s'unir (3).

Telles sont les lois que la nature a dictées

---

(1) Roussel, *Physique et moral de la femme.*
(2) Mestivier, *Dissertation sur la stérilité.*
(3) Fénélon.

à l'espèce humaine. Quelques individus semblent, par la disposition de leur constitution physique ou morale, destinés à se soustraire à une si douce obligation.

Cette impossibilité de répondre au vœu le plus formel et le plus général parmi les êtres vivans, se nomme stérilité. Les causes les plus fréquentes de cette maladie sont les vices de conformation des parties génitales, les mœurs, les habitudes, l'hystérie, l'atrophie, le resserrement des intestins, les obstructions à la rate, l'engorgement du mésentère, l'onanisme, les affections de la peau répercutées, la leucorrhée, la ménorrhagie, l'aménorrhée, la chlorose; en général, les aberrations de la menstruation ont une grande influence sur la stérilité, et c'est le motif qui m'a déterminé à la classer à la suite des hémorragies; c'est donc dans ces cas, où l'utérus est dans une espèce d'atonie, pour ne pas dire de paralysie, que les bains chauds, les douches descendantes et ascendantes, combinées avec un traitement tonique, peuvent produire les plus heureux effets, en excitant la sensibilité et l'irritabilité de l'organe; propriétés indispensables pour le grand œuvre de la génération.

6

J'ai vu, dans ma pratique, plusieurs femmes qui étaient mariées depuis huit, dix et douze ans devenir aptes à la reproduction, après quelques mois de l'usage des bains, des douches, etc.

Cessation des menstrues.

La cessation de la menstruation a été l'objet des recherches de beaucoup de médecins, et nous devons au célèbre docteur *Forthergill* des préceptes sages pour diriger les femmes à cette époque quelquefois si orageuse. Plusieurs d'entre elles, dit cet habile médecin, n'é-prouvent aucun dérangement à la cessation de leurs menstrues; mais combien il en est qui ne jouissent pas d'un pareil avantage! beaucoup sont en proie à tous les symptômes de la pléthore, aux affections spasmodiques, aux maladies de peau, aux rhumatismes simples et articulaires, aux gonflemens glanduleux, à la paralysie, etc. etc. Je ne saurais donc trop conseiller aux femmes d'user, à cette époque, de prudence et de circonspection, et d'éviter tous remèdes stimulans, surtout l'aloës, etc. etc.

32ᵉ. OBSERVATION. — Mᵐᵉ. Des..., âgée de cinquante - trois ans, d'une constitution nerveuse, éprouva, à la cessation de ses menstrues, une perte assez considérable et une altération sensible dans sa santé : on parvint, avec des soins, à arrêter la perte, mais les forces ne revinrent pas, et le goût que portait Mᵐᵉ. Des... à l'étude de la musique et de la peinture, augmenta ses souffrances ; les vaisseaux hémorrohïdaux se gonflèrent progressivement, cette indisposition fut suivie d'étourdissemens, d'un léger engorgement à l'utérus, de douleurs d'entrailles, de coliques vagues, et d'une pesanteur au fondement.

Après deux jours de repos, j'ordonnai douze sangsues aux cuisses, qui soulagèrent beaucoup ; les bains tempérés, les jus d'herbes le matin à jeun, le sirop anti-scorbutique dans la journée, et un exutoire au bras gauche ; la chaleur du bain fut augmentée, je fis diriger la douche descendante sur la colonne, les lombes et les pieds, la douche ascendante en arrosoir sur le perinée et l'anus : bientôt la souplesse survint aux vaisseaux hémorrhoïdaux, qui reprirent leur élasticité naturelle ; l'engorgement de l'utérus ainsi que les étourdisemens se dissipèrent, et après un mois et

demi de séjour à Néris , la malade partit délivrée de toutes ses souffrances; je l'ai vue depuis ,
elle m'a assuré qu'elle n'avait pas eu de
récidive.

33ᵉ. OBSERVATION. — Mᵐᵉ. C..., âgée de
quarante-neuf ans , d'un tempérament pituiteux , éprouva , à la cessation de ses menstrues , qui eut lieu à quarante-sept ans , un
crachement de sang qui céda aux soins d'un
médecin habile; quelque tems après il survint
une douleur sourde au côté droit ; des éri-
sypèles fréquens se manifestèrent au visage ,
les urines étaient très-épaisses et glaireuses ,
et le malaise général ; les anti - spasmodiques
et les bains de pieds soulageaient momentanément ; mais la douleur reparaissait tous les
quinze jours ; le foie devint tendu et douloureux au toucher, les digestions furent pénibles et suivies d'aigreurs. Mᵐᵉ. C.... prit les
bains tempérés et les laxatifs pendant les dix
premiers jours, ils produisirent des évacuations abondantes, chargées de bile et de glaires ;
je fis appliquer un exutoire au bras , j'ordonnai le bain plus chaud, l'eau de Vichy coupée
avec l'infusion de fleurs de tilleul , quelques
paquets de magnésie à jeun , la douche tem-

pérée sur la région du foie , des reins et de l'épigastre , et dans l'intervalle de la journée des pilules savonneuses et fondantes. Au ving-tième jour le foie devint souple et moins tendu ; il se fit par les urines une grande évacuation de bile , qui dura six jours ; le bain et la dou-che furent suivis de sueurs abondantes , les digestions devinrent meilleures et l'insomnie disparut : au trentième bain, époque du départ de Madame C...., je prescrivis un éméto-cathartique , la continuation des pilules pen-dant quelques mois.

CHAPITRE VII.

NÉVROSES.

Toutes les maladies dépendantes de la lésion plus ou moins profonde de la sensibilité et de la motilité, manifestées par l'excès, la diminution, la suspension du sentiment et du mouvement , ou par un état d'irritation ou de stupeur , et par le désordre général des fonctions morales et physiques , sont comprises dans la classe des névroses. Leurs causes excitantes , manifestes , tiennent à toutes sortes d'erreurs de régime ou à des affections morales portées à un degré ex-trême , quelquefois à l'impression délétère de

diverses substances sur l'économie animale ;
elles forment, par conséquent, une des parties
les plus curieuses et les plus importantes à
connaître dans l'histoire pathologique de
l'homme ; leur doctrine est liée avec la
physiologie , l'hygiène et l'étude de l'entende-
ment humain.

Ce n'est guères que dans la moitié du siècle
dernier , époque où écrivait *Zachias* , qu'on
a le plus fréquemment observé ce qu'on
appelle maux de nerfs, vapeurs, mélancolies,
et qu'on a vu une foule d'auteurs, tels que
Hunault , *Raulin* , *Pome* , *Lorry* , *Wyt* ,
Reveillon , décrire ces affections , ainsi que
leur développement. De nos jours, MM. *Pinel*,
Esquirol et *Louyer - Villermay* , ont dirigé
leurs études et leurs observations sur cette
classe de maladies. Ces trois médecins célèbres
ont prouvé par des ouvrages , des dissertations
et des tableaux du plus grand intérêt, que
l'influence de la douleur morale sur les sens
et les organes abdominaux devait être regardée
comme une des circonstances les plus favorables
au développement des maladies nerveuses ;
aussi les années épouvantables de la terreur,
les malheurs de la guerre , la désolation des
familles , la division des esprits , l'acharne-

ment des partis, les dénonciations odieuses et les destitutions injustes, ont singulièrement multiplié ce genre de maladie; peut-être que cette excessive multiplication, dit M. *Pinel*, est la preuve de la décadence des empires et l'avant-coureur de leur chute.

Les docteurs *Nacquart* et *Piron* ont observé que nos invasions en Italie, en Allemagne, en Hollande et en Espagne, y avaient apporté le germe d'un grand nombre de maladies mentales, d'hypocondries et autres affections nerveuses.

CHAPITRE VIII.

NÉVROSES CÉRÉBRALES.

Hypocondrie.

34e. OBSERVATION. — Mlle. D..., âgée de dix-huit ans, d'une constitution forte et nerveuse, éprouva un jour dans un lieu public une frayeur très-vive à l'aspect d'un épileptique qui tomba à ses pieds; la situation déplorable de ce malheureux fit une impression si profonde sur Mlle. D..., qu'elle s'évanouit. La présence de cet homme la poursuivait sans cesse; bientôt il se manifesta une altération sensible dans les fa-

cultés intellectuelles, ainsi que de la langueur,
de la torpeur, et des éblouissemens qui se renouvelaient fréquemment; l'espace qui se trouve
entre le frontal et l'occipital était le siége de tirail-
lemens nerveux, accompagnés souvent de douleurs insupportables, de défaillances et d'une
grande abondance de larmes; les accès étaient
toujours suivis d'abbattement, d'inapétence,
de mélancolie, d'insouciance, et du désir de
rester sans cesse au lit. Au milieu de ce désordre
la menstruation eut toujours lieu; les prières
et les menaces ne purent la sortir de son état
de tristesse; on lui appliqua vainement les
sangsues, les vésicatoires sur la tête, au
bras, les synapismes et autres remèdes. Ces
moyens augmentaient les accidens, ainsi que
cela arrive souvent. Ayant été consulté à cette
époque, je m'opposai au renouvellement des
sétons et à l'application du moxa sur la colonne
épinière : cette affection, que plusieurs médecins jugeaient être une maladie cérébrale me
parut due à l'influence du moral sur le physique;
je conseillai la dissipation et l'emploi des eaux de
Néris. Quand Mlle. D... y arriva, elle ne pouvait marcher sans être soutenue par deux personnes; elle éprouvait une grande douleur à
la tête, accompagnée de pesanteur et de

faiblesse dans les jambes : tout son bonheur était de rester au lit et de répandre des larmes ; elle prit des bains tempérés ; les premiers furent très-difficiles, vu son état de faiblesse et la répugnance qu'elle mettait à y entrer. Elle prit l'eau de St.-Pardoux dans le bain et au repas, *l'assafœtida* dans le courant de la journée. Ce traitement, continué pendant dix jours, produisit un effet salutaire ; Mlle. D... trouva du plaisir à rester au bain, que je prolongeai pendant deux et trois heures ; l'appétit revint peu à peu. Au quinzième jour, elle put sortir, soutenue d'un bras ; les douleurs de tête furent supportables : je conseillai la distraction, et des promenades tant à pied qu'en voiture.

La douche sur la tête était spécialement ordonnée par les médecins qui l'avaient soignée et dirigée sur Néris ; cependant je m'y opposai, bien persuadé qu'elle devait être préjudiciable, puisque la malade ne pouvait rien supporter sur la tête, et que les douleurs étaient toujours persistantes. Cependant, pour répondre au désir de mes confrères, j'en essayai une avec un petit tuyau ; mais elle eut un résultat défavorable qui se fit sentir pendant quelques jours. Au bout de six semaines mademoille D...

marchait, dansait, faisait de longues promenades, n'avait plus de défaillances, mangeait
et dormait passablement; une douce mélancolie prit la place des larmes, et les douleurs de
tête devinrent peu sensibles. Mademoiselle D...
partit à cette époque dans un état de convalescence parfait. J'ai appris depuis qu'elle s'était
mariée et jouissait d'une bonne santé.

CHAPITRE IX.

NÉVROSES DE LA LOCOMOTION.

Paralysie.

La paralysie est caractérisée par la suspension ou la cessation de l'action musculaire, la
diminution de la sensibilité, l'amaigrissement,
et souvent l'atrophie; ses causes sont les mêmes, en général, que celles de l'apoplexie, et
la première est presque toujours la suite de la
seconde; ses nuances, très-nombreuses et difficiles à saisir, ont reçu différens noms; ainsi
l'on appelle *hémiplégie* la paralysie de la moitié du corps, *paraplégie* celle des extrémités
inférieures; cette maladie, qui demande
beaucoup de circonspection et une connais-

sance particulière de l'état du malade, est une des plus communes chez les personnes qui viennent aux eaux de Néris, et qui guérit le mieux : les départemens du Cher et d'Indre et Loire m'en fournissent un grand nombre tous les ans. Je ne sais à quoi tient ce phénomène; mais je l'ai toujours observé.

35e. Observation. — M. C..., curé de campagne, âgé de cinquante-six ans, d'une constitution nerveuse et mélancolique, fut atteint d'hémiplégie en disant la messe. Un médecin fut appelé et employa les vésicatoires et les anti-spasmodiques sans beaucoup de succès. Après deux jours de repos, j'ordonnai l'application des sangsues et un émétocathartique; ces deux évacuations produisirent beaucoup de soulagement; au sixième jour, les bains tempérés, l'eau thermale coupée avec le lait, celle de Saint-Pardoux aux repas, et les bains de limon tous les soirs : le régime fut doux et tonique. Au bout de dix jours M. C... commença à remuer les doigts de la main et faire quelques mouvemens à l'extrémité inférieure; les douches générales et partielles augmentèrent l'énergie des muscles, et après un mois et demi, il partit bien guéri.

36ᵉ. Observation. — M. G..., grand-vicaire de Bourges, âgé de quarante-huit ans, d'un tempérament bilioso-sanguin, fut frappé de la foudre et atteint d'hémiplégie; cette maladie résista à tous les remèdes pharmaceutiques; mais un séjour de six semaines à Néris, et un traite-ment méthodique ont suffi pour terminer la cure. M. G..., depuis cette époque, revient tous les ans prendre une saison par reconnaissance.

37ᵉ. Observation. — M. D..., âgé de qua-rante ans, d'un tempérament pituiteux, reve-nant un jour de la chasse, et ayant très-chaud, imagina, pour se rafraîchir, de se laver les jambes et les pieds avec une éponge imbibée d'eau froide; cette imprudence fut suivie d'une *paraplégie*, accompagnée d'un gonflement extraordinaire aux genoux et aux pieds, qui résista à tous les remèdes; M. D... ne pouvait marcher sans être soutenu par quelqu'un; ses jambes étaient tremblantes, vacillantes, traî-nantes et mal assurées. Je lui fis administrer les bains à vingt-huit degrés, l'eau thermale à haute dose, celle de Saint-Pardoux aux re-pas, les bains de limon le soir. Au bout d'un mois les forces revinrent, les mouvemens fu-rent plus faciles, ainsi que la progression.

Quinze jours après, dans l'intervalle desquels je passai un minoratif, je fis recommencer les bains, dont je portai la chaleur
à trente - deux degrés, et que je rendis
fortement sulfureux ; la douche soutenue
pendant près de cinquante minutes tous les
matins, procura des transpirations très-
abondantes, une grande évacution d'urines
sédimenteuses, et la dissipation du gonflement.
Deux mois ont suffi pour amener la cure de
cette maladie.

38e. Observation. — Madame D..., âgée de
28 ans, fut atteinte d'une fièvre adynamique
qui se termina par la paralysie du bras droit
et la rétraction de la jambe sur la cuisse; on
employa les remèdes les plus actifs sans
aucun succès. Madame D... resta six mois au
lit, et se fit transporter à Néris ; elle ne pouvait
marcher sans béquilles, sa maigreur était
extrême, ainsi que la mélancolie.

Je fis prendre les bains dans le bassin thermal; il fallait une grande énergie, et toujours
constante, pour revivifier les muscles, et éloigner du bassin les jambes qui y étaient acco-
lées. La détente commença au huitième bain,
les mouvemens du bras devinrent faciles, et

Madame D... put s'en servir pour s'habiller et
manger; la douche, dirigée pendant une demi-
heure sur les parties lésées, déterminait toujours des sueurs très-abondantes. Au quinzième bain la jambe revint dans son état naturel,
à une grande faiblesse près; au bout d'un mois
la malade marchait, faisait d'assez longues promenades; les menstrues, qui étaient irrégulières, reparurent avec abondance. Six semaines ont suffi pour opérer une cure qui tient
vraiment du merveilleux.

59ᵉ. Observation. — Madame de B..., âgée
de vingt-cinq ans, éprouva, à la suite d'une
fièvre adynamique, une paralysie au bras gauche, avec la rétraction des doigts dans la paume
de la main. Quinze jours après cet événement
elle vint à Néris; je lui administrai un émétique
qui débarrassa les premières voies et soulagea
beaucoup. Après quelques jours de repos elle
prit les bains à 30 degrés, plongea son bras
et sa main deux fois par jour dans un bain de
limon, et soutint la douche tous les matins,
pendant trois quarts d'heure; sur toutes les parties lésées. Au huitième jour sa main commença à se rouvrir, le bras devint moins lourd
et plus facile à remuer; la force revint pro-

gressivement, et au bout d'un mois, la main
était dans son état naturel, ainsi que le bras.
Elle est revenue deux fois par reconnaissance,
et n'a jamais eu de récidive.

40ᵉ. Observation. — M. C..., âgé de qua-
rante-deux ans, d'une constitution sanguine,
fut, à la suite d'une attaque d'apoplexie, paralysé du bras droit et de la langue; il ne pouvait
s'exprimer que par signes. Vingt jours après
cet événement on le conduisit à Néris; je le fis
reposer quarante-huit heures et lui administrai l'émétique; il prit ensuite les bains tempérés, l'eau thermale coupée avec le petit-
lait, et celle de Saint-Pardoux aux repas; je donnai un second émétique qui soulagea; la température du bain fut augmentée, la douche fut
dirigée principalement sur la nuque et la colonne épinière, ainsi que sur la langue, à l'aide
d'un tuyau de plume. A la dixième douche le bras
avait repris tous ses mouvemens et l'articulation des sons commençait à être distincte.
Au vingtième jour, la langue étant encore devenue jaune et la figure rouge, j'ordonnai
un émétocathartique et l'application des sangsues; je laissai reposer M. C... pendant dix
jours; les forces reprirent d'une manière sur-

prenante , quelques mots entiers se firent
entendre et le mouvement du bras devint naturel. M. C... recommença une seconde
saison, au bout de laquelle il put s'exprimer
facilement et vaquer à ses occupations.

41ᵉ. OBSERVATION.—M. C..., âgé de douze
ans , à la suite d'une fièvre quarte , fut atteint
de paralysie de la jambe et de la cuisse droites ,
accompagnée d'amaigrissement des parties , et
d'un froid excessif : il fallut un usage soutenu des frictions avec la brosse, la laine,
les serviettes chaudes pour entretenir la chaleur : après avoir vainement essayé beaucoup
de remèdes , on l'envoya à Néris ; il prit les
bains dans le bassin thermal , d'abord pendant un quart d'heure , et progressivement
5o minutes , les soirs le bain de limon , et
la douche tous les matins pendant une demi-
heure ; ces moyens très-simples produisirent
un effet pour ainsi dire merveilleux ; la chaleur , la force et la sensibilité revinrent progressivement, et au bout d'un mois il partit
parfaitement guérie.

Tremblement nerveux.

42ᵉ. OBSERVATION. — M. de B..., âgé de

soixante ans, d'une constitution délicate, éprouva, à cinquante-six ans, une attaque d'apoplexie qui lui laissa un tremblement si extraordinaire dans le bras , qu'il ne pouvait approcher sa main de sa bouche pour manger, le corps était courbé et la progression difficile : il prit les bains très-tempérés, l'eau thermale coupée avec l'infusion de feuiiles d'oranger, et celle de Saint-Pardoux avec le vin de Bordeaux aux repas ; au douzième jour le malade commençait à marcher avec une canne et à se servir de sa main pour manger ; les jambes reprirent peu à peu leurs forces et leur souplesse ; la marche devint solide et sûre, et six semaines suffirent pour consolider la cure.

43e. OBSERVATION.—Mme. de B..., âgée de quarante-huit ans, éprouva, à la cessation de ses menstrues, des tremblemens des extrémités inférieures., des étourdissemens et des spasmes; elle avait pris les eaux du Mont-d'Or et celles de Vichy, sans aucun succès ; le traitement que je lui fis subir consista dans l'emploi des bains tempérés, soutenus pendant trois heures par jour, l'eau thermale coupée avec l'infusion de fleurs de tilleul, l'eau de Saint-

Pardoux avec le vin, et les douches tempérées sur la colonne et les extrémités : les forces revinrent insensiblement, les tremblemens se dissipèrent ainsi que les étourdissemens, et au bout d'un mois Mme. de B... fut bien rétablie.

44e. Observation. — M. H..., âgé de trente-cinq ans, chef de bureau, fut atteint, à la suite d'un excès de travail, de paralysie au bras droit, suivie de tremblemens qui le privaient de la faculté d'écrire ; du reste, sa santé était très-bonne. Après avoir essayé vainement plusieurs remèdes à Paris, il vint à Néris ; il y prit les bains et la douche tempérés, l'eau de Saint-Pardoux aux repas, le soir les cataplasmes de limon. La langue étant devenue jaune et chargée au douzième jour, j'administrai un minoratif ; après un mois de traitement, il put se servir de son bras et écrire très-facilement.

Névralgie fémorropoplitée ou sciatique.

45e. Observation. — M. C..., âgé de trente ans, d'une constitution nerveuse et irritable, à la suite d'une transpiration supprimée, fut atteint de sciatique, contre laquelle il employa vainement plusieurs sudorifiques et anti-spas-modiques : il en résulta de l'altération dans sa santé, l'insomnie et l'inapétence; le corps se courba, et la progression n'eut lieu qu'à l'aide des béquilles. Je lui prescrivis d'abord des bains tempérés, l'eau thermale coupée avec du pe-tit-lait, et celle de Saint - Pardoux aux repas; la durée du bain était quelquefois de deux à trois heures, dont la température fut augmen-tée progressivement; la douche, sur la colonne vertébrale et les extrémités, amena des sueurs très-salutaires : le malade, au bout d'un mois, ne ressentait pas la moindre douleur, et marchait très-aisément.

46e. OBSERVATION. — M. D. . . , âgé de trente ans, d'une forte constitution; militaire, était atteint de sciatique depuis quatre ans; quand il vint à Néris il marchait soutenu par deux potences; toutes les autres fonctions se faisaient parfaitement. Huit bains suffirent pour produire une amélioration notable; au quin-zième il put quitter ses potences, et se pro-mener; au trentième la cure était parfaite.

Anomalies nerveuses.

47ᵉ. OBSERVATION. — M. C..., négociant,
âgé de quarante ans, d'une constitution bilioso-
nerveuse, éprouva, à la suite de chagrins
domestiques, une grande altération dans sa
santé, une profonde mélancolie, des suffocations, des crampes, de l'irrégularité dans les
traits; tous ces symptômes variaient successivement, et par fois se compliquaient; la digestion était mauvaise et toujours suivie de bâillemens et d'envies de pleurer; au dessous du
cartilage xyphoïde on sentait un battement
considérable, isochrone à celui du cœur. J'ordonnai les bains à 27 degrés, dont la durée
était de deux et trois heures, l'eau thermale,
coupée avec le petit-lait, des pilules martiales
appéritives, dans le courant de la journée, l'eau
de Saint - Myon coupée avec le vin, la douche tempérée sur l'abdomen et l'hipogastre,
beaucoup d'exercice à pied et à cheval;
tels sont les moyens qui, au bout d'un mois,
dissipèrent les battemens, les suffocations, les
bâillemens; la digestion devint facile, la mélancolie disparut et M. C... partit bien rétabli.

48ᵉ. Observation. — Mᵐᵉ. C..., âgée de
vingt-huit ans, d'une constitution nerveuse,
éprouva, à l'âge de quinze ans, une ascite
qui céda aux remèdes indiqués ; mariée
à vingt ans, elle n'eut jamais d'enfans et fut
toujours irrégulièrement menstruée. En 1813,
elle eut une fièvre bilieuse qui dégénéra en
fièvre lente-nerveuse ; la figure était un peu
jaune, le foie et le mésentère légèrement en-
gorgés ; la constipation et l'insomnie étaient
parfois opiniâtres : elle employa une foule de
remèdes contre ces accidens, mais sans succès.
On la dirigea sur Néris, où elle prit des bains
tempérés, l'eau de Vichy coupée avec l'infusion
de feuilles d'oranger, des pilules martiales
dans la journée. Au cinquième bain, la fièvre
se dissipa, le mieux fut toujours en croissant ;
l'appétit et le sommeil devinrent naturels ; au
vingt-cinquième jour, Mᵐᵉ. C... jouissait d'une
santé parfaite.

Ayant eu quelques motifs de chagrins violens pendant l'année 1815, la fièvre lente nerveuse reparut avec les mêmes symptômes ;
Mᵉ. C... prit une nouvelle saison, et fut très-bien
rétablie. J'ai vu pendant trois années de suite
le même résultat sur la dame qui fait l'objet de
cette observation.

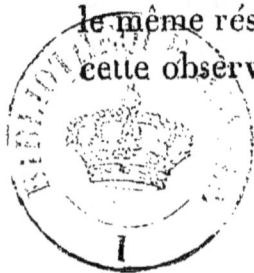

49ᵉ. OBSERVATION. — M. C..., âgé de trente-sept ans, d'un tempérament nerveux, éprouva dans son commerce des pertes qui lui occasionnèrent de violens chagrins suivis de tristesse, d'insomnie et de dégoût général ; à toutes les automnes survenait une fièvre lente nerveuse : cet état dura trois ans, et résista aux anti-spasmodiques et aux anti-fébrifuges. Le malade vint à Néris à cette époque; je lui trouvai le petit lobe du foie légèrement engorgé, le ventre et l'abdomen tendus ; j'ordonnai les bains tempérés, l'eau de Vichy dans le bain et aux repas, la douche sur le bas - ventre et l'épigastre. Bientôt le foie et le mésentère devinrent souples, les urines se chargèrent d'un sédiment jaune, les matières alvines de glaires et de bile délayée; la fièvre disparut, l'appétit, la gaîté et le sommeil revinrent : après un mois de régime, M. C... partit bien guéri.

50ᵉ. OBSERVATION. — Mᵐᵉ. D..., âgée de cinquante-quatre ans, éprouva, à la cessation de ses règles, des migraines épouvantables, accompagnées d'un froid excessif sur la tête ; les accès étaient périodiques et suivaient très-souvent les variations de l'atmosphère ; ils étaient quelquefois d'une violence telle, qu'on était obligé de mettre des matelas à terre dans l'appartement de Mme. D..., pour empêcher qu'elle ne se blessât : la lumière, dans ces cas-là, augmentait ses douleurs. Cet état dura trois ans, et résista à tous les remèdes pharmaceutiques. Mme. D... se fit alors diriger sur Néris ; elle y prit les bains et les douches tempérés, et les supporta sans le moindre inconvénient. Après six semaines de traitement, la malade partit très-soulagée : elle revint le printems suivant, essaya une nouvelle saison, et obtint un résultat plus satisfaisant; l'hiver fut beaucoup plus supportable, la tête moins sensible au froid et les accès plus éloignés. Pendant ces deux saisons sa santé éprouva une amélioration sensible, mais ce n'est qu'à la troisième qu'elle fut délivrée de toutes ses douleurs. Je l'ai vue depuis ; elle n'a pas eu de récidive.

CHAPITRE X.

NÉVROSES DES FONCTIONS NUTRITIVES.

Les névroses de la digestion sont très-nombreuses, elles ont beaucoup d'analogie entre elles, et souvent se trouvent réunies en nombre plus ou moins considérables chez le même

individu : je ne ferai mention ici que du vomissement, de la chlorose et de la colique.

Vomissement chronique, causé par l'arséniate
de potasse.

51e OBSERVATION. — M. Da....., officier,
fut atteint de fièvre intermittente, à Berlin, lors
de la campagne d'Austerlitz, et fut guéri,
comme par enchantement, par l'arséniate de
potasse ; deux ans après, se trouvant à Dresde,
il éprouva la même fièvre, et fut traité par les
mêmes moyens : la fièvre disparut en effet,
mais au bout de quelque tems, il survint des
douleurs d'estomac, qui augmentaient successivement et contre lesquelles on employait vainement les anti-spasmodiques ; sa constitution
s'altéra, il perdit le sommeil et maigrit beaucoup ; les vomissemens se manifestèrent et
devinrent de jour en jour plus intenses. Arrivé
à Néris, je lui trouvai le petit lobe du foie
obstrué, le ventre serré, l'hypocondre tendu
et gonflé ; il prit les bains très - tempérés en
commençant, l'eau thermale à haute dose,
celle de Vichy aux repas, coupée avec le
vin, les douches sur la colonne vertébrale, la
région du foie et de l'abdomen, la douche
ascendante dans le rectum, et quelques gros de

magnésie, de jour à autre; ces moyens délayè-
rent , détendirent et évacuèrent sans trouble :
au quinzième jour le vomissement avait disparu ; du calme , de la dissipation , un régime
doux pendant six semaines , furent suffisans
pour dissiper tous les symptômes alarmans et
obtenir la cure radicale.

J'ai vu plusieurs exemples du même
genre.

52e. Observation. — Mme. B..., âgée de
vingt-sept ans, d'une constitution sanguine, sa
maria à vingt-un ans ; quelques mois après, son
mari partit pour l'armée et fut tué à Dresde ;
cette nouvelle lui causa de violens chagrins et
la suppression des menstrues ; rien ne pouvait
la calmer ni la consoler. Sa santé éprouva
une altération singulière , il se manifesta beaucoup d'érétisme et de tension dans les fibres ; l'abdomen se gonfla , les digestions devinrent pénibles et furent suivies de vomissemens, de suffocations et de palpitations.
Mme. B... vint à Néris avec tout cet appareil
morbide , qui avait résisté pendant dix-huit
mois aux anti-spasmodiques et aux éménagogues : je débutai d'abord par quelques
demi-bains , les bains entiers étant insuppor-

tables; je fis couper l'eau thermale avec l'infusion de tilleul ; les vomissemens étant
presque continuels, j'essayai, mais sans succès,
la potion de Rivière. La malade se reposa
pendant quelques jours ; subit l'application
des sangsues au fondement et prit un minoratif : ces deux évacuations soulagèrent
un peu ; bientôt elle put supporter le bain
entier à 25 degrés ; les boissons furent moins
souvent rejetées , et le sommeil devint naturel ;
au quinzième jour la douche tempérée fut
dirigée sur l'abdomen et l'épigastre ; au vingt-
cinquième bain les règles parurent et furent
suivies de sueurs abondantes ; avant de recommencer une nouvelle saison on donna un
purgatif ; les vomissemens se dissipèrent peu
à peu, et ils ne paraissaient qu'à jeun ; l'estomac
ne tarda pas à digérer des bouillons et quelques alimens solides ; l'abdomen et l'épigastre devinrent souples : après un mois de
traitement régulier, Mme. B... se trouva dans
un état de convalescence parfait.

53e. OBSERVATION.—M. D... , âgé de trente-
six ans, officier, avait toujours eu une santé
délicate jusqu'à l'âge de trente ans ; il se plai-
gnait de douleurs d'estomac , accompagnées

de vomissemens ; le teint était jaune, la
constipation opiniâtre, la peau sèche et la
transpiration nulle ; après un entretien avec
M. D..., je me convainquis qu'il devait sa maladie à une gale répercutée en quatre jours,
avant de retourner à son régiment; le pronostic
ne fut pas difficile, et je prédis la guérison :
en effet, l'usage des bains sulfureux, les eaux
bues en abondance, les pastilles soufrées, au
nombre de quatre à jeun, quelques verres de
décoction de saponaire dans la journée, la
douche générale, surtout sur la colonne
et l'épigastre, l'exercice et la dissipation,
déterminèrent au quinzième jour une éruption
herpétique, accompagnée de boutons et de
furoncles ; cet exhantême dura huit jours
et se termina par une exfoliation furfuracée ;
les vomissemens disparurent, l'épigastre et la
peau devinrent souples, le teint naturel,
ainsi que les forces : au bout de six semaines,
M. D... était parfaitement guéri.

54e. OBSERVATION. — Mme. D...., âgée
de vingt-un ans, d'une constitution délicate et nerveuse, éprouvait depuis long-
tems des maux d'estomac, suivis de vomisse-

mens fréquens ; on lui appliqua un vésicatoire au bras; on la purgea et on lui donna une
foule d'autres remèdes qui ne réussirent pas :
alors elle vint à Néris , au mois de juin 1813 ;
un léger engorgement se faisait sentir au bas
de l'hépigastre , qui, étant un peu pressé,
était douloureux : l'usage des bains tempérés , l'eau thermale coupée avec le petit-
lait , l'eau de Vichy avec le vin , la douche
générale et deux minoratifs : tels sont les
moyens que j'employai pour dissiper cet appareil morbide , et après un mois Mme. D...
partit bien rétablie.

55e. OBSERVATION. — M. S... , âgé de quarante - cinq ans , d'un tempérament biloso-
sanguin , éprouva, à la suite d'une partie de
pêche , des étourdissemens , des crampes, des
digestions pénibles , qui entraînèrent des vomissemens et de la maigreur : cette affection suivait les variations de l'atmosphère , et les accès
étaient plus ou moins éloignés ; cependant la
maladie faisait des progrès sensibles , la peau
se couvrit d'une teinte jaune et cuivrée , les
yeux s'injectèrent de bile et de sang : cet état
dura dix-huit mois, pendant lesquels on administra l'émétique , les symapismes , les vésica-

toires , les antispasmodiques ; tous ces remèdes ne firent qu'augmenter la maladie ; les bains à 25 degrés, l'eau thermale à haute dose, les douches sur la région épigastrique , produisirent, au dixième jour , une grande évacuation de bile qui se fit par les urines pendant huit jours ; les sueurs , à la sortie du bain , furent copieuses et salutaires : la boisson thermale fut portée jusqu'à trente verres par jour ; la douleur et le vomissément disparurent au quinzième bain, et un mois suffit pour opérer cette cure extraordinaire.

Chlorose.

La chlorose , ou pâles couleurs , est presque toujours compliquée de suppression ou d'excès dans le flux menstruel, soit en rouge , soit en blanc, ou d'autres symptômes, tels que la bouffissure , l'inertie physique et morale, les crampes , les affections nerveuses générales, et surtout la dépravation de l'estomac ; c'est ce dernier symptôme , éminemment marqué dans ce genre de maladie, qui m'a décidé à la classer à la suite des névroses de la digestion. *Bordeu* prétend que c'est une fièvre abdominale dépendante d'une grande irritation des viscères de cette cavité, accompagnée de spasmes, de tension, de gonflement, de dégoût, de mélancolie, de décoloration, d'appétit bizarre et irrégulier, dont la terminaison se fait presque toujours par les hémorroïdes, les règles, les sueurs, les urines, et quelquefois une évacuation muqueuse des intestins.

56e. Observation. — Mademoiselle C..., âgée de dix-sept ans, d'une constitution délicate et mélancolique, avait joui d'une santé passable jusqu'à l'âge de quinze ans; cependant elle éprouvait quelquefois, surtout aux approches du printems et par l'humidité, des douleurs vagues, suite d'une longue habitation dans un lieu bas. A seize ans, l'éruption des règles se fit en petite quantité, et ne parut plus; au bout de six mois elle éprouva des douleurs d'entrailles, son teint devint pâle et jaune, les digestions mauvaises, et l'estomac douloureux; on appliqua les sangsues au fondement, un vésicatoire au bras, des synapismes. Ces remèdes soulagèrent momentanément; mais la santé ne se rétablit pas. Arrivée à Néris, elle prit des bains à 26 degrés, l'eau de Saint-Pardoux le matin et aux repas, à jeun une cuillerée de vin de Séguin, dans le courant de la journée des pilules martiales et apéritives. J'ordonnai la douche descendante sur la colonne, les lombes et les extrémités inférieures, les pediluves de limon le soir, la douche ascendante deux fois par jour, l'application de la laine sur le corps et aux pieds. Ce traitement réussit au delà de mes espérances ; les règles reparurent au quinzième bain ; avec elles se dissipèrent les douleurs et l'érétisme nerveux ; les forces et l'appétit revinrent peu-à-peu. Mademoiselle C... quitta Néris au bout de six semaines, très-bien guérie.

57e. OBSERVATION. — Mademoiselle H.,.., âgée de vingt ans, d'une constitution forte et nerveuse, était atteinte de chlorose ; son teint était pâle et jaune, les joues décolorées, et surtout les lèvres ; elle éprouvait beaucoup de palpitations, digérait mal, crachait le sang de tems en tems, et était à peine menstruée. Je trouvai les viscères de l'abdomen empâtés, et le foie légèrement engorgé.

Après quelques jours de repos, elle prit les bains à 26 degrés, la douche descendante et ascendante, les pédiluves de limon, les pilules martiales et l'eau de Vichy coupée avec l'in-

fusion de fleurs de tilleul. Cette méthode, exactement continuée pendant un mois et demi,
rétablit la menstruation, dissipa les embarras
du foie et de l'abdomen, rappela les forces et
les couleurs, et rendit mademoiselle H... à une
santé parfaite.

Coliques.

La colique nerveuse reconnaît pour causes
toutes celles des névroses, et ses terminaisons
diffèrent selon les maladies dont elle est le
symptôme, ou qu'elle complique le plus souvent.

59ᵉ. OBSERVATION. — Madame C..., âgée de
vingt-cinq ans, d'une constitution forte et sanguine, se mouilla les pieds à la sortie d'un bal,
et éprouva un froid qui supprima les règles ;
vingt-quatre heures après elle fut en proie à un
sentiment de frisson dans les lombes et à toute la
périphérie du corps, accompagné de nausées,
de suffocations et de coliques violentes. On employa les lavemens, les sangsues, les boissons
légèrement sudorifiques, les fomentations sur
l'abdomen : peu d'amélioration. Au neuvième
jour, sueurs abondantes, qui produisirent un
grand soulagement, et dissipèrent une partie

des symptômes nerveux ; mais les règles ne reparurent pas. Les coliques devinrent périodiques, accompagnées de vomissemens, et sévissaient surtout aux époques où la menstruation devait avoir lieu. Madame C... supporta cet état pendant quinze mois, et après avoir fait plusieurs remèdes sans succès, elle vint à Néris. Je conseillai les bains à 28 degrés, l'eau thermale coupée avec le lait d'ânesse, les pediluves de limon le soir, et quelques cuillerées d'élixir de *spina* dans la journée. Au bout de huit jours j'augmentai la chaleur des bains, que je rendis sulfureux ; je fis donner la douche descendante sur la colonne et les extrémités inférieures, et la douche ascendante deux fois par jour. Ces moyens déterminèrent des sueurs copieuses, qui se maintinrent pendant huit jours. Au vingt-cinquième bain, apparution des règles ; repos pendant huit jours ; j'administrai un minoratif, et fis continuer les bains pendant quinze jours ; les coliques, les suffocations, les embarras abdominaux ainsi que les vomissemens disparurent, et furent suivis d'une santé parfaite.

8

CHAPITRE XI.

NÉVROSES DE LA CIRCULATION.

Ce genre de névroses est moins diversifié que celui des névroses de la digestion : il reconnaît les mêmes causes et surtout les affections de l'ame.

Palpitations.

5o^e. Observation. — Mme..., âgée de vingt-deux ans, était fort éprise d'un jeune officier qui fut tué à l'armée : la nouvelle de cette mort la jeta dans un état de mélancolie extraordinaire ; ses menstrues devinrent irrégulières, la digestion pénible, la maigreur extrême, les palpitations considérables et fréquemment suivies de syncopes ; on employa une foule de remèdes plus ou moins actifs, qui ne firent qu'irriter ; je conseillai des bains extrêmement tempérés, l'eau thermale coupée avec le petit-lait, celle de Saint-Myon aux repas, la dissipation et l'exercice à pied et à cheval ; la température des bains, dont la durée était de deux ou trois heures, fut augmentée progressivement, la douche descendante dirigée sur la colonne épinière, et la douche ascendante

répétée deux fois par jour : les menstrues parurent au dix-huitième bain et avec abondance ;
elles furent suivies d'une grande évacuation
d'urines glaireuses ; les palpitations devinrent
moins vives et moins incommodes : la santé
s'améliora successivement, l'abdomen et l'hipogastre se détendirent, l'insomnie et l'inappé-
tence disparurent ; après six semaines de traitement, il ne resta de tout cet appareil morbide
qu'une légère teinte de mélancolie.

CHAPITRE XII.

NÉVROSES DE LA GÉNÉRATION.

Histérie.

51e. Observation. — Mlle. C..., âgée de
dix-sept ans, d'une constitution sanguine et
nerveuse, avait joui d'une très-bonne santé
jusqu'à l'âge de seize ans, époque où ses menstrues parurent. Quelques mois après elle
éprouva une vive frayeur qui causa leur suppression et fut suivie de douleurs intolé-
rables au côté droit, de convulsions, d'anxié-
tés, de dyspnées et de hoquets ; elle sentait
une boule qui semblait partir de l'utérus,

accompagnée d'une grande chaleur, de vomissemens spasmodiques, de constrictions tellement fortes que la parole était souvent impossible : on appliqua les sangsues, les synapismes, les vésicatoires et les antispasmodiques;
ces remèdes produisirent peu d'effets, et cet
état persista avec plus ou moins de force pendant huit mois. Ayant eu quelques sujets de
chagrin à cette époque, elle ressentit un accès
très-violent qui fut suivi d'hémiplégie; les
crises se renouvelaient tous les quinze jours,
et étaient toujours accompagnées de douleurs
vives aux parties génitales, de mouvemens
convulsifs, de renversement du corps en arrière et de syncopes; il fallait plusieurs personnes pour la tenir pendant ces accès, qui
duraient cinq à six heures, et auxquels suc-
cédait un abattement général. C'est dans cet
état qu'on la conduisit à Néris; elle ne pouvait
marcher qu'à l'aide de deux béquilles.

Après quelques jours de repos je la mis à
l'usage des bains tempérés, des eaux de Saint-
Myon en boisson, des pédiluves de limon, des
pilules martiales et apéritives. Au sixième jour
nouvel accès accompagné des symptômes ci-
dessus; le calme étant rétabli, j'ordonnai les
bains un peu plus chauds, les douches descen-

dantes et ascendantes tempérées. Au quinzième
jour, apparution des règles, qui furent précé-
dées et suivies d'une crise épouvantable : repos
pendant dix jours, au bout desquels on recommença le même traitement. Au trentième bain,
la malade quitta ses béquilles et put se servir
de tout le côté paralysé; elle éprouva un nouvel accès, mais qui fut de peu de durée, et
partit convalescente; elle eut, huit jours après
son arrivée chez elle, une nouvelle crise qui
fut à peine sensible, elle passa assez bien l'hiver; les accès furent rares et peu longs, la
menstruation se régularisa. Mlle. C... revint
la saison suivante; il ne lui restait qu'une faiblesse dans le bras et la jambe, qu'elle traînait.
Après un mois de traitement elle recouvra ses
forces, ne ressentit plus le moindre accès, et
partit bien rétablie. J'ai su depuis qu'elle s'était
mariée, et n'avait pas éprouvé de récidive.

52e. Observation. — Mlle. Se. . . , âgée
de dix-huit ans, d'une constitution délicate,
avait toujours couché dans un rez-de-chaussée
humide, et était irrégulièrement menstruée.
Dès l'âge de quinze ans elle commença à éprouver des maux d'estomac, des étourdissemens,
des douleurs de tête, qu'on attaqua sans succès

par les sangsues au fondement, un vésicatoire au bras, des épithêmes sur le creux de l'estomac ; les accidens augmentèrent insensiblement; des tremblemens, des contractions spasmodiques des membres, l'anorexie, la maigreur, la constipation, le sentiment de strangulation, celui d'une boule ascendante, les vomissemens fréquens, la rétention d'urine, les douleurs dans les parties sexuelles; tels étaient les symptômes alarmans auxquels Mlle. Se... était en proie lorsqu'elle vint à Néris. Je supprimai tous les remèdes emménagogues et autres, dont on avait cruellement abusé (Mlle. Se... prenait jusqu'à dix à douze grains d'opium , sans pouvoir dormir, et j'eus beaucoup de peines à l'en déshabituer); les bains tempérés, l'eau acidule de Saint-Pardoux, les émulsions nitrées et camphrées, la douche ascendante et descendante tempérée, et la distraction, furent les seuls moyens que j'employai dans le traitement de cette maladie; j'obtins peu de succès de la première saison; la seconde produisit une amélioration sensible : il se fit des crises par des sueurs abondantes et l'apparution des règles ; tous les symptômes nerveux se dissipèrent peu à peu, les menstrues se régularisèrent, et à la fin de la troisième saison il n'y avait plus la moindre trace de douleurs ; Mlle. Se... se portait bien.

53e. Observation. — Mlle. L. . . , âgée de dix-sept ans , d'une constitution nerveuse , s'adonna, dès l'âge de neuf ans , à l'onanisme ; elle tomba insensiblement dans un état de langueur et d'amaigrissement , qui fut suivi de nimphomanie et accompagné des convulsions les plus affreuses , qui se répétaient fréquemment ; dans un des accès qu'elle éprouva à seize ans, les bras furent renversés sur les reins , et les jambes repliées sur les fesses ; c'est dans cet état qu'on l'amena à Néris ; elle était tantôt triste et taciturne, tantôt gaie et lascive ; la vue des hommes lui faisait plaisir et dissipait sa trissesse ; ses regards et ses gestes étaient agaçans ; les insomnies , l'anoréxie étaient presque continuelles.

Elle avait parfois des momens lucides , déplorait sa malheureuse situation , et avouait que tous ses mouvemens et gestes étaient involontaires et produits par ses accès. Les bains furent donnés à 25 degrés ; il fallait deux personnes pour l'y tenir suspendue, vu l'état d'infirmité où elle se trouvait ; j'ordonnai les boissons nitrées et camphrées , quelques pilules

martiales ; au dixième bain , les jambes se déta-
chèrent des cuisses avec un craquement considérable , le même phénomène s'opéra dans les
bras , mais ils étaient privés de force et pour
ainsi dire paralysés ; la douche générale , le
bain de limon , la douche ascendante deux fois
par jour , redonnèrent aux membres la force
et le mouvement; les règles parurent avec abondance : la tristesse et la mélancolie persistaient ;
son visage prenait de tems en tems une teinte de
pudeur inaccoutumée ; le besoin de l'onanisme
n'était pas éteint , et elle était exactement sur-
veillée jour et nuit : elle partit au bout d'un mois
dans cet état, et supporta l'hiver assez bien ; elle
eut plusieurs accès ; mais moins violens , et put
marcher avec deux potences. Au printems elle
revint à Néris , elle y prit des bains plus
chauds , des douches plus actives , les pédiluves de limon et les pilules appéritives ; les
digestions devinrent meilleures , le sommeil
naturel ; au bout de quinze jours Mlle. L...
quitta ses béquilles et put marcher seule , avec
une canne; il ne lui restait qu'une faiblesse
dans les extrémités inférieures ; les accès ne
parurent plus ; les roses semblèrent renaître
sur son teint, et quoiqu'il régnât dans toutes
ses attitudes beaucoup de volupté et de désirs

lascifs , cependant elle ne les exprimait pas ;
deux saisons suffirent pour amener la terminaison d'une des plus étranges maladies que
j'aie eu occasion de soigner à Néris; Mlle. L...
est devenue forte , bien constituée et jolie. J'ai
su qu'elle avait renoncé aux plaisirs solitaires,
pour se livrer à ceux qu'un tendre hymen procure, et qu'elle était devenue mère.

CHAPITRE XIII.

LÉSIONS ORGANIQUES.

Affections syphilitiques avec exostose.

54e. OBSERVATION. — M. D...., âgé de
quarante-huit ans, d'un tempérament bilieux,
était atteint d'exostoses au tibia et au sternum ;
il avait pris , sans succès, beaucoup de remèdes anti-syphilitiques , et la maladie était
devenue chronique ; les progrès en avaient été
lens, mais successifs; il ressentait des douleurs
ostéocopes, surtout le soir et la nuit. Je prescrivis des bains chauds, l'eau thermale coupée
avec le lait , le rob de *Laffecteur* , un régime doux et tonique, tous les soirs une pilule

d'un quart de grain d'opium gommeux ; je fis
diriger les douches sur toute l'habitude du
corps, et surtout sur les exostoses, qui étaient
grosses comme des noix; au quinzième bain
les sueurs devinrent considérables et furent
suivies d'un sommeil fort long ; les douleurs
furent plus supportables , les exostoses s'amol-
lirent ; au bout d'un mois et demi de traitement le sommeil était naturel, les souffrances
nulles, les exostoses diminuées des deux tiers.
M. D. . . . partit à cette époque; je l'engageai
à continuer le rob de *Laffecteur* , bien persuadé que tout disparaîtrait; en effet, M. D. . . ·
passa un hiver fort tranquille ; les exostoses
se dissipèrent ; je le revis la saison suivante; il
n'y en avait pas la moindre trace.

55ᵉ. OBSERVATION. — M. C,..., militaire ,
âgé de trente-neuf ans , avait été atteint de plusieurs maladies vénériennes, dont il avait été
mal guéri, et qui furent suivies d'exostoses au
coronal et au sternum. A la dissolution de l'armée
de la Loire, il quitta le service, et vint à Néris
pour y suivre un traitement régulier ; il éprouvait, le soir et la nuit, beaucoup de douleurs
ostéocopes et rhumatismales , qui suivaient les
variations de l'atmosphère; la chaleur du lit

aggravait sa maladie; l'insomnie et la constipation étaient opiniâtres. Les bains à 36 degrés,
l'eau thermale bue à haute dose, la douche
dirigée sur la tête, la colonne vertébrale et le
sternum, le *rob de Laffecteur*, et un régime
doux, furent la base du traitement pendant
vingt-six jours ; il produisit un sommeil
naturel et une grande diminution dans la
douleur. Après dix jours de repos je donnai
un purgatif qui réussit, et je fis recommencer une seconde saison. M'étant aperçu
que la peau devenait boutonneuse, j'augmentai la chaleur des bains, et les rendis sulfureux. Au quinzième jour il survint des sueurs
prodigieuses, une grande évacuation d'urines
sédimenteuses ; il parut à la peau une dartre
furfuracée qui se termina par une grande
exfoliation d'écailles ; les exostoses devinrent
à peine sensibles, et M. C... partit dans un
état de convalescence parfait.

Scorbut.

56e. OBSERVATION. — Madame C..., âgée de
22 ans, née de parens malsains, eut toujours
une santé déplorable. L'éruption des menstrues, sur laquelle on comptait comme devant

la délivrer de toutes ses incommodités, se fit
d'une manière difficile et irrégulière. On la
maria à vingt ans, mais le mariage ne réussit
pas mieux que les remèdes employés aupara-
vant; sa santé s'altéra sensiblement; elle devint pâle et décolorée; la peau se couvrit d'une
teinte livide; les lassitudes, les suffocations,
les palpitations, les douleurs vagues, l'insomnie, les gencives rouges, gonflées et sai-
gnantes au moindre frottement, les dents mauvaises, tels étaient les symptômes que la malade éprouvait, et qui annonçaient bien
positivement une affection scorbutique au premier degré. J'ordonnai les bains et douches
sulfureux, à jeun le vin de Séguin, l'eau thermale coupée avec la décoction des bois sudorifiques, dans la journée la même décoction
aiguisée avec le sirop anti-scorbutique, les
gargarismes répétés de cochléaria ou de décoction de kina, beaucoup d'exercice et
de dissipation ; il résulta de ce traitement,
continué pendant deux mois, des sueurs très-
abondantes, une exfoliation générale de l'épiderme, une grande évacuation d'urines glaireuses, et l'apparition des menstrues ; les
gencives devinrent fermes et à peine sensibles; les forces et l'appétit se manifestèrent.

Madame C... quitta Néris passablement rétablie; j'ai eu occasion de la voir depuis; elle
jouissait d'une bonne santé, et était devenue
mère.

Scrophules.

Le virus scrophuleux, si savamment décrit
par le célèbre professeur *Beaumes*, est com-
mun dans les départemens du Puy-de-Dôme et
de l'Allier. J'ai eu occasion de traiter un grand
nombre de sujets atteints de cette maladie,
dans mon hôpital à Néris; peu ont obtenu une
cure radicale, mais tous ont été soulagés.

57e. Observation. — Mademoiselle C...,
âgée de dix-sept ans, était atteinte, depuis l'âge
de dix ans, de tumeurs glanduleuses au col,
aux aisselles, et de gonflement aux genoux;
elle avait la figure d'un rouge livide, la lèvre
supérieure tuméfiée, la tête un peu grosse, les
yeux beaux, le caractère gai; ses menstrues parurent à quinze ans, et furent supprimées par
l'immersion des pieds dans l'eau froide. Quand
elle vint à Néris, elle ne marchait qu'avec deux
béquilles; tout le systême glandulaire était
très-prononcé; elle avait fait peu de remèdes,

vu la médiocrité de sa fortune et l'insouciance de ses parens. J'ordonnai le bain et la
douche dans le bassin thermal, l'eau minérale
à haute dose, dans la journée la décoction de
houblon, l'élixir de *Pérylle* et les cataplasmes de limon. Cette méthode fort simple dissipa les tumeurs lymphatiques des genoux et
diminua celles du col et des aisselles ; les forces, l'appétit et le sommeil revinrent insensiblement. Au vingt-cinquième jour mademoiselle C... quitta ses béquilles ; les règles reparurent avec abondance, et au bout de deux
saisons elle jouissait d'une bonne santé.

J'ai vu quelques ulcères scrophuleux céder à
ces moyens, combinés avec l'usage extérieur
du calomellas en poudre.

Rhachitis.

Le rhachitis a beaucoup de rapport avec le
scrophule, et souvent n'en est qu'une dégé-
nérescence ou une complication.

58ᵉ. OBSERVATION. — Mˡˡᵉ. C..., âgée de
huit ans, née de parens mal sains, vint à
Néris au mois de juin 1814 ; elle avait les glandes

du cou, et celles des aines très-gonflées ; la
colonne dorsalle était tellement déviée et
recourbée, qu'elle ne pouvait relever la tête,
et marchait, pour ainsi dire, sur les pieds
et les mains : elle était très-maigre, d'une jolie
figure et d'un caractère gai ; on avait vainement employé les amers, les vésicatoires, et
deux moxas sur la colonne. Je prescrivis les
bains chauds, sulfureux, la décoction de houblon aiguisée avec le sirop de *Bellet*, la douche
sulfureuse et les cataplasmes de limon ; je supprimai le cautère et le moxa ; ces exutoires ne
faisaient qu'augmenter les douleurs, qui étaient
excessives le soir, et aggravaient la maladie. Ce
traitement, suivi pendant un mois, eut pour
résultat, la diminution des glandes du cou et
des aines, la disparution des douleurs, la
faculté de lever la tête sur le tronc et de pouvoir marcher avec deux béquilles. Mlle. C...
revint à la saison suivante ; sa santé s'était amé-
liorée, et l'hiver avait été supportable. Après
quelques jours de repos, pendant lesquels j'administrai un minoratif, elle recommença une
nouvelle saison et suivit la même méthode. Bientôt les glandes disparurent, la colonne vertébrale
se redressa sensiblement. Au quinzième bain
elle quitta ses béquilles et marcha seule : le

mieux se soutint , et elle partit dans un état de convalescence parfait.

59ᵉ. Observation. — Mlle. S... , âgée de treize ans , fut atteinte de gale, à dix ans. Cette maladie fut répercutée et suivie d'engorgement considérable des glandes du cou , des aines et des aisselles , de tuméfaction et de déviation des vertèbres cervicales : la tête était portée sur l'épaule gauche , de manière qu'il y avait impossibilité de regarder en face ; la peau du visage était d'un rouge livide ; celle du corps très-sèche , le ventre tendu , la constipation et l'insomnie opiniâtres , les douleurs vives , surtout le soir. Plusieurs médecins l'avaient traitée par les sétons , les vésicatoires , les moxas , les amers ; mais tous les moyens excitans avaient augmenté son mal. Je supprimai les exutoires qui rendaient un pus sanguinolent et causaient beaucoup d'irritation ; j'employai la même méthode que dans l'observation ci-dessus ; et à la suite de sueurs abondantes , d'une grande exfoliation de l'épiderme, d'une éruption de boutons et de furoncles ; l'engorgement glandulaire commença à diminuer; les vertèbres cervicales se redressèrent peu à peu , procurèrent une plus grande facilité de porter , la tête en avant et en arrière. Mlle. S... partit à cette époque : arrivée dans ses foyers, elle suivit avec exactitude le traitement que je lui indiquai ; le gonflement des glandes du col, des aines, des aisselles, disparut ; et quand elle revint au printems suivant, je ne lui trouvai qu'une légère courbure dans les vertèbres, qui céda aux soins et aux remèdes soutenus, pendant un mois et demi.

CHAPITRE XIV.

LÉSIONS DU SYSTÈME LIMPHATIQUE ET CELLULAIRE.

Tumeurs blanches.

Le gonflement des jointures, connu sous le nom de tumeurs blanches, ou tumeurs limphatiques, affecte la substance osseuse ou les parties articulaires. *Bell* les divise en deux variétés ; il appelle l'une scrophuleuse, et l'autre rhumatismale : la première attaque ordinairement les enfans, et la seconde les adultes. Les tumeurs blanches ne sont, le plus souvent, qu'un symptôme du virus scrophuleux qui étend ses ravages aux extrémités articulaires des os, parties dans lesquelles la substance spongieuse abonde. En général, la

9

tumeur scrophuleuse est accompagnée de peu
de douleurs : la peau conserve sa couleur ; le
sentiment de la chaleur n'est pas augmenté ; le
tissu cellulaire, les paquets graisseux et syno-
viaux se tuméfient en même tems que les extrémités articulaires des os ; dans la tumeur rhumatismale, le gonflement est plus dense, plus
fort et plus dur; la chaleur et la douleur y
sont visiblement augmentées, le tissu adipeux
roule sous les doigts, se déplace et laisse soup-
çonner l'existence d'un liquide ; mais l'expérience a appris qu'il n'y avait jamais de fluide.

58ᵉ. OBSERVATION. —Une jeune fille de seize
ans, à la suite de travaux dans l'eau froide ,
éprouva au genou gauche une tumeur considérable et la rétraction de la jambe sur la
cuisse; un vésicatoire et un moxa avaient produit peu d'effet, le gonflement était toujours
persistant, et la progression n'avait lieu qu'a-
vec des béquilles ; les bains très-chauds dans
le bassin thermal , les cataplasmes de limon
et la douche dissipèrent la tumeur. Au quinzième bain la malade quitta ses potences et
marcha seule ; au bout d'un mois il n'y eut
plus la moindre trace de cette affection.

59ᵉ. Observation. — Un cultivateur, âge
de trente ans, né de parens scrophuleux,
avait, depuis quelques années, une tumeur
au genou droit, qui était survenue à la suite
d'un séjour de six mois dans une prison humide;
il ne pouvait marcher qu'à l'aide de deux béquilles. Je prescrivis le bain et la douche dans
le bassin thermal, l'eau minérale à haute dose,
et le soir les cataplasmes de limon. Au dixième
bain il quitta ses béquilles; la tumeur se
ramollit et se dissipa insensiblement, les mouvemens devinrent faciles et naturels. Au vingtième bain il se fit une éruption boutonneuse
très-abondante : je purgeai le malade au trentième jour, et le renvoyai très-bien guéri.

60. Observation. — Une jeune fille de
dix - huit ans, irrégulièrement menstruée,
fortement constituée, ayant le teint animé et
scrophuleux, eut, à seize ans, une suppression de règles, suivie d'une tumeur considérable aux deux genoux, qui paraissaient, pour
ainsi dire, ankilosés; on avait vainement essayé les vésicatoires et le moxa. Le bain et
la douche dans le bassin, les cataplasmes de
limon le soir, produisirent en huit jours un
soulagement considérable; les tumeurs dimi-

nuèrent à vue d'œil. Au quinzième bain, les règles reparurent avec abondance. Je conseillai huit jours de repos, pendant lesquels je donnai un minoratif; je fis ensuite recommencer le traitement. Elle ne tarda pas à quitter les béquilles et à marcher seule ; au trentième bain, il n'y avait pas la moindre apparence de tumeur.

Entorses.

L'entorse consiste dans le tiraillement, et souvent le déchirement des parties molles qui environnent une articulation ; elle est ordinairement accompagnée de douleurs vives, soit que l'accident se borne à l'extension forcée des ligamens, soit qu'il y ait rupture dans les fibres.

61e. OBSERVATION. — M. C..., âgé de quarante ans, en sautant un fossé, se fit une entorse au pied gauche, accompagnée de gonflement considérable, d'échymose et de douleurs vives; on employa, douze heures après, les réfrigérans et les répercussifs ; la douleur disparut au bout de dix jours, mais l'enflure persista et rendit la progression difficile. Le malade passa un an dans cet état. Arrivé à Néris, je lui fis prendre des bains très-chauds, ainsi que la douche et les cataplasmes de limon ; au bout d'un mois le gonflement et la tumeur se dissipèrent, la marche devint facile et naturelle ; il partit bien rétabli.

CHAPITRE XV.

LÉSIONS ORGANIQUES DE L'UTÉRUS.

Chute de matrice.

La descente ou prolapsus de la matrice est cet état dans lequel l'organe, pressé par l'effort des parois abdominales et des viscères qui pèsent sur lui, descend plus ou moins bas dans le vagin ; ce déplacement prend le nom de chute lorsque l'organe paraît en dehors ; la laxité des fibres et des solides, les flueurs blanches, les suites des couches, etc. etc., en sont ordinairement les causes.

62ᵉ. OBSERVATION. — Madame S..., âgée de quarante ans, religieuse de profession, d'une constitution forte et nerveuse, était atteinte, depuis six ans, de prolapsus de la matrice, accompagné de pesanteurs dans les reins, les lombes et le vagin. Elle eût pu être guérie dans le principe; mais n'osant pas se faire visiter par un chirurgien, elle souffrit pendant tout ce tems sans savoir ce qu'elle avait; enfin, cédant aux conseils de l'amitié, elle fit appeler, dans un moment de crise, un homme de l'art. La malade était en proie aux douleurs les plus violentes ; les urines et les matières alvines étaient supprimées depuis quinze heures; il y avait un sentiment d'une boule qui monte de l'utérus à l'œsophage, des convulsions, des crampes, etc. On ordonna des bains, des anti-spasmodiques; et après avoir obtenu un peu de calme, on tenta la réduction; on prescrivit l'usage des amers, les injections toniques, et le repos le plus absolu sur une bergère; mais ces moyens furent insuffisans, il fallut avoir recours aux pessaires ; l'application renouvela les douleurs et les symptômes nerveux, qui furent calmés par les bains et l'usage soutenu des anti-spasmodiques. Le changement des pessaires était toujours douloureux; la présence de cet instrument dans le vagin

incommodait, exerçait une pression plus ou
moins vive sur le rectum et la vessie, y déterminait des ténesmes et de fréquentes envies
d'uriner; cependant madame S... s'y habitua
graduellement, parvint à le placer elle-même
et put, au bout de dix - huit mois, marcher
et vaquer à ses occupations. Elle passa trois
ans dans un état d'alternative de bien et de
mal; les douleurs affectèrent le type rhuma-
tismal, suivirent les variations de l'atmosphère,
augmentèrent insensiblement, et présentèrent
dans les accès tous les symptômes de l'hystérie,
l'application des pessaires devenait de jour en
jour plus difficile; alors on la dirigea sur Néris.
Le voyage, quoique de peu de distance, la
fatigua beaucoup ; en arrivant elle eut une
crise qui dura douze heures. Après quelques
jours de repos je prescrivis les bains tempérés, l'eau thermale coupée avec le petit-
lait, les pilules d'extrait gommeux d'opium
le soir. Au dixième bain, la tumeur commença à rentrer, les douleurs de reins furent
moins fortes, les vomissemens disparurent, et
la malade éprouva du mieux. Je hasardai alors
quelques douches tempérées sur les reins,
les lombes et le bassin; je fis prendre la
douche ascendante deux fois par jour, ainsi

que le bain, dont la durée était de deux heures. Ce traitement, suivi pendant un mois, dissipa les douleurs et les symptômes nerveux, donna des forces et du ressort à l'utérus, et rendit l'application du pessaire plus facile. Madame S... partit à cette époque, passa un hiver supportable, éprouva quelques accès, mais moins violens, et reprit ses habitudes ordinaires. Revenue au printems, elle se soumit à la même méthode avec un succès complet, commença de quitter son pessaire pendant quelques jours et continua. Elle revint prendre une nouvelle saison en 1816, cessa l'usage du pessaire, et partit n'éprouvant plus le moindre sentiment de son indisposition.

CHAPITRE XV.

LÉSIONS ACCIDENTELLES DES MEMBRES.

Fracture du fémur.

Les malades atteints de lésions accidentelles des membres, telles que fracture, luxation, roideur, suites de plaies d'armes à feu ou de congélation, se présentent en grand nombre à Néris, et y guérissent merveilleusement.

63e. OBSERVATION. — M. D..., âgé de vingt ans, fit une chute de cheval et se fractura le fémur; soit que l'appareil ait été mal appliqué, ou que le malade ait manqué de patience, il en résulta un gonflement assez considérable dans l'articulation du fémur avec l'os des iles; les muscles et les tendons fléchisseurs étaient très-roides; le grand nerf sciatique était fortement comprimé, s'il faut en juger par les douleurs qui se faisaient ressentir, surtout aux variations de l'atmosphère. M. D. . . . ne marchait qu'avec des béquilles, et souffrait depuis un an quand il vint à Néris. Les bains à 36 degrés, les douches et les cataplasmes de limon furent les seuls remèdes que j'employai, et qui amenèrent une cure radicale; au dixième bain, il se fit un prolongement de la cuisse, accompagné d'une très-grande transpiration et d'une abondante évacuation d'urines glaireuses; au vingtième bain, le malade quitta ses béquilles, le gonflement disparut insensiblement, l'articulation devint mobile, les muscles et les tendons souples; les mouvemens naturels ; et après six semaines de séjour à Néris, M. D. . . partit bien rétabli.

Fracture de la rotule.

M. C. . . ., à la suite d'une chute de cheval , se fractura la rotule ; après un mois de séjour au lit, il essaya de marcher , mais vainement ; le genou était resté gonflé , les mouvemens de flexions étaient gênés et difficiles , et il ne put se soutenir qu'avec des béquilles ; il souffrait depuis dix mois quand il vint à Néris ; six semaines de bains , de douches et d'applications de limon , dissipèrent l'engorgement, rendirent les mouvemens faciles et naturels ; quand M. C. . . . partit, il ne lui restait qu'un peu de claudication.

Luxation.

64e. OBSERVATION. — Mlle. de B. . . . , âgée de dix-huit ans , blonde et d'une constitution lymphatique , fit une chute en walsant sur un parquet ; le choc eut lieu sur la hanche droite , et il en résulta un commencement de luxation ; comme elle avait beaucoup d'embonpoint, on ne put distinguer la maladie au tou-

cher; on se contenta d'appliquer les vulné-
raires, de faire une légère saignée, et d'or-
donner le repos ; au bout de quinze jours,
Mlle. de B. . . . marcha dans sa chambre
avec beaucoup de difficulté; un mois se passa
dans cette alternative ; mais bientôt il se fit
sentir des douleurs sourdes dans l'articulation
de la hanche; la cuisse et la jambe devinrent
faibles, le membre s'alongea par degrés, il
se manifesta une grosseur correspondante à
l'articulation affectée, accompagnée d'une
grande faiblesse et de claudication. Après
quatre mois de souffrances, la malade fut
dirigée à Néris; le voyage avait produit un
gouflement considérable à la cuisse, et la
progression ne put se faire qu'à l'aide d'une
béquille. J'ordonnai les bains à trente degrés, l'eau thermale coupée avec le lait, et
les cataplasmes de limon le soir; je fis diriger
la douche sur l'articulation lésée; au vingtième jour il y eut craquement considérable
avec un violent tiraillement, le grand tro-
chanter reprit sa position ordinaire, bientôt
les forces et la souplesse revinrent, l'engorgement disparut, la béquille fut abandonnée;
et au bout de six semaines Mlle. de B. . . .
partit bien rétablie.

64e. OBSERVATION. — Une jeune fille de dix ans fit une chute, se luxa l'articulation de la jambe sur le pied, avec renversement du pied en dedans, de manière qu'elle marchait appuyée sur l'extrémité inférieure du peronné.

La réduction n'ayant pas été faite, cette jeune personne resta estropiée et ne put se soutenir qu'à l'aide de deux béquilles : je prescrivis le bain et la douche dans le grand bassin, les cataplasmes de limon le soir. Au dixième jour, un craquement eut lieu avec tiraillement ; le pied reprit sa position naturelle, et Mlle. . . . marcha sur-le-champ. Cependant, comme il restait une grande faiblesse et amaigrissement dans les extrémités malades, j'empêchai la marche pendant quinze jours ; je fis continuer les bains et douches moins chauds ; le membre recouvra bientôt de sa force et du ressort : je permis la progression pendant quelques heures par jour et ainsi de suite ; au bout de six semaines elle partit très-bien rétablie.

Luxation à la suite de l'onanisme.

La funeste habitude de la masturbation entraîne après elle des accidens graves, tels que

la pthysie , l'aliénation mentale , l'atrophie
des membres, les luxations, etc. etc. etc. C'est
dans les ouvrages des docteurs *Tissot* et *Petit*,
que l'on trouve une série de tableaux et
d'observations des infirmités qui en sont la
suite.

M. C..., âgé de dix-sept ans , d'une constitution nerveuse , avait contracté l'habitude de
se polluer à l'âge de douze ans. Parvenu à
quinze , il était maigre , faible, décoloré; les
digestions étaient mauvaises , la constipation
et l'insomnie souvent opiniâtres, les pollutions
fréquentes : on lui administra, à cette époque,
les bains , les réfrigérens , le kina , qui produisirent du soulagement ; mais il fut à peine
rétabli , qu'il se livra de nouveau à l'onanisme.
La maladie prit alors un caractère plus alar-
mant ; les pollutions devinrent de plus en plus
fréquentes et sans érection; elles furent accompagnées de vertiges, étourdissemens, faiblesses
et autres accidens nerveux. Le fémur droit
sortit de sa cavité ; le membre s'alongea et
tomba dans un état, pour ainsi dire , para-
lytique. Quand il vint à Néris il avait, outre
les symptômes ci-dessus , la figure gonflée ,
les yeux éteints , la respiration gênée , les
jambes œdématiées. Il éprouvait des douleurs

dans le bassin ; la progression était impossible,
même avec des béquilles, et il passait le jour
et la nuit au lit. Je le fis transporter dans les
bains, dont la température était de 22 degrés.
Il prit les martiaux et les astringens dans le
courant de la journée. Le régime fut tonique
et analeptique. Il but l'eau thermale coupée
avec le lait, et celle de Saint-Pardoux avec le
vin de Bordeaux. La douche tempérée fut dirigée sur toute la périphérie du corps, mais
surtout sur la colonne vertébrale. Ce traitement,
continué avec exactitude pendant six semaines,
eut un résultat satisfaisant ; les pollutions disparurent, les forces et l'appétit revinrent insensiblement, le côté affecté reprit de l'embonpoint,
le fémur rentra dans sa cavité, la progression
put se faire à l'aide d'une canne ; et quand il partit, tout annonçait une convalescence parfaite.

Roideurs des membres et des articulations.

65ᵉ. OBSERVATION. — M. D..., à la suite
d'une entorse au pied droit, éprouva un tel
froissement dans les ligamens de l'articulation,
qu'il y ressentait, par intervalles, des douleurs
qui suivaient les variations atmosphériques : la
progression était lente et difficile, les mouve-

mens de flexion et d'extension roides et pénibles, la jambe faible et traînante. M. D...
supporta cet état pendant dix-huit mois, et
vint à Néris, où il trouva une cure radicale,
à l'aide des bains, des douches et des cataplasmes de limon.

66ᵉ. Observation. — M. R..., par suite
d'un saut vif et brusque, dans une chute de
cheval, à la fin de 1815, éprouva une douleur
vive et déchirante dans les muscles exten-
seurs du pied droit. Il fit d'abord peu d'attention à cet accident et se fatigua à marcher.
Quelques jours après, il se développa un engorgement considérable dans toute l'étendue
du mollet, ressemblant à une large poire
applatie, accompagné de douleurs plus ou
moins vives, et d'impossibilité d'appuyer le
pied sur le sol ; on employa beaucoup de
remèdes fondans et calmans, mais sans succès.
Le malade vint à Néris au mois de juin 1816,
y passa deux saisons; et à l'aide des bains, des
douches, des cataplasmes de limon, il obtint
une guérison parfaite. Au quinzième jour, il
s'opéra un craquement sensible, avec tirail-
lemens dans l'articulation de la cuisse sur la
jambe, et de la jambe sur le pied. A dater de

cette' époque , il put s'appuyer sur le sol
et marcher sans douleur; il ne restait qu'un
peu de faiblesse dans la jambe, qui disparut
dans le courant des deux saisons. En quittant
Néris , M. R... vint à Paris , marcha beaucoup
pour ses affaires : la tumeur revint alors dans
son même état , et accompagnée des mêmes
symptômes ; de concert avec les docteurs
Dupuytrein et Kéraudren, je fis faire des frictions mercurielles sur toute la jambe , à la
dose d'un demi-gros par jour , et mettre le
membre malade dans une boîte de vapeurs
sulfureuses : ce moyen a très-bien réussi. Après
un mois de traitement, la tumeur a disparu , les
mouvemens sont devenus naturels, et la marche
très-facile.

Plaies d'armes à feu.

Les lésions qu'entraînent avec elles les
plaies d'armes à feu sont plus ou moins graves
d'après les organes ou les membres qu'elles af-
fectent; souvent elles sont suivies de gonflement, d'engorgement du systême lymphatique, cellulaire et synovial, de roideurs, d'engourdissemens, de fistules, de douleurs chroniques et rhumatismales. J'ai eu occasion de

soigner un grand nombre de malades de ce genre, et toujours avec succès; j'ai vu très-souvent, à la suite du bain et de la douche, des esquilles, des morceaux de linge, de draps, des balles, sortir par les ouvertures fistuleuses ou à la suite des abcès, et la guérison parfaite arriver peu de tems après.

Effets de la congélation.

On entend par congélation l'état dans lequel se trouvent une ou plusieurs parties du corps, frappées par un froid plus ou moins intense; on la divise en partielle et en générale : elle est partielle quand elle attaque le nez, les oreilles, les joues, les doigts des mains et des pieds.

Dans la congélation totale ou générale, les individus qui en sont atteins tombent dans un état d'épilepsie, ou de catalepsie, presque toujours suivi de mort.

Ces divers phénomènes n'ont été malheureusement que trop observés à l'époque de la fatale retraite de Moscou et de Varsovie; M. le baron Desgenettes, dans son discours à la séance publique de la Faculté de médecine de Paris, du 7 novembre 1814, s'exprime ainsi : « Témoin des désastres qui accom-

pagnerent cette retraite , j'ai été dans le cas
d'observer , sur une épouvantable masse
d'hommes , les effets du froid le plus rigou-
reux ; je passe sous silence le sommeil perfide
qui, vous fixant engourdi sur un terrain glacé,
vous livrait à une mort certaine. »

Imitons la discrétion de ce célèbre professeur, et supprimons les détails d'un événement si funeste à notre patrie.

Je ne m'attacherai point ici à tracer la
marche pathologique des effets de la congélation, les circonstances particulières et générales
qui amènent ses progrès : tous ces phénomènes
sont parfaitement tracés dans les dissertations
des docteurs Huon et Hoin : tout le monde
connaît ses résultats , qui sont des ulcères
chroniques , l'atrophie , l'engourdissment, la
paralysie , les cicatrices difformes , les exfolia-
tions, les engorgemens , les douleurs vagues,
surtout celles des pieds.

J'ai eu occasion d'observer ces diverses
dégénérations chez quelques militaires qui
ont été soulagés ou guéris par l'emploi des
eaux minérales de Néris.

CONCLUSION.

Le nombre de faits que je viens de rapporter, et qu'il m'eût été si facile d'augmenter, est plus que suffisant pour prouver l'efficacité des eaux de Néris dans les diverses maladies chroniques que j'ai relatées. J'ai tâché de recueillir tout ce qui concerne leurs propriétés médicales , et appliqué dans leur administration les principes de pratique dont je me suis nourri pendant quinze ans dans les écoles de Montpellier et de Paris. Je suis loin de me flatter d'avoir atteint le but; mais je ferai, dans la suite, tout ce qui dépendra de moi, pour diminuer l'imperfection de ce premier essai. Quoi qu'il en soit, je serai grandement récompensé de mes efforts, si j'ai pu attirer des regards augustes sur les eaux minérales de Néris , et être utile à l'humanité, en indiquant à mes confrères un remède sûr , qu'ils ne connaissaient pas, ou qu'ils n'avaient pas su apprécier.

Les eaux minérales de Néris sont très-fré-quentées; plus de quatre à cinq cents per-sonnes riches ou aisées s'y rendent annuelle-ment, de toutes les parties de la France ; la fa-cilité des grandes routes , le grand nombre d'auberges commodes, la modicité du prix (puisqu'il n'excède pas 6 fr. par jour), semblent concourir pour y attirer les étrangers.

Un hôpital civil, de trente-six à quarante lits, placé près du bassin thermal, offre une ressource assurée aux malades indigens. Le gouvernement pourrait, à peu de frais, le transformer en hôpital civil et militaire, et l'employer avec le plus grand avantage, ainsi qu'on l'a déjà fait pour la plupart des établissemens thermaux de France. Il est desservi par deux sœurs de la Charité, et visité journellement par le médecin inspecteur; il n'est ouvert que pendant la saison convenable aux eaux, et par une sage économie, plus de cent-vingt malades pauvres y sont, chaque année, logés, nourris, baignés, douchés et médicamentés gratuitement.

J'ai fait tous les sacrifices possibles et je n'ai rien oublié de tout ce qui peut justifier et conserver l'antique et célèbre réputation de ces belles sources; j'ai introduit tous les procédés adoptés jusqu'à ce jour. Par mes soins et ma sollicitude un vaste terrain, couvert de ronces et de débris, a été transformé en une promenade magnifique; les restes du cirque romain ont été déblayés, et forment au centre, un amphithéâtre tout-à-fait pittoresque; de

belles plantations d'arbres indigènes et exoti-
ques y prêtent déjà leurs ombrages aux baigneurs. Jaloux d'être agréable aux étrangers,
j'ai formé dans ma maison un salon de lecture,
une salle de billard, un salon de compagnie,
une petite poste aux lettres, des appartemens
bien décorés, des bains et douches à l'instar
de ceux administrés à Tivoli; j'ai établi des
appareils de fumigations sulfureuses, d'après
la methode du docteur Galès, à Paris. Bientôt
l'établissement thermal de Néris, qui avait été
trop négligé par mes prédécesseurs, rivali-
sera, je l'espère, avec succès, les établissemens
les plus renommés et les plus fréquentés dans
le même genre.

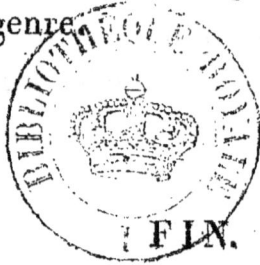

FIN.

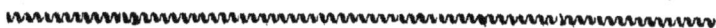

~~~~~~

TABLE

DES MATIÈRES.

PREMIÈRE PARTIE.

DEUXIÈME PARTIE.

(154)

FIN DE LA TABLE DES MATIÈRES.

www.ingramcontent.com/pod-product-compliance
Lightning Source LLC
Chambersburg PA
CBHW071843200326
41519CB00016B/4220